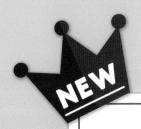

はじめての
ICU看護

"なぜ"からわかる、ずっと使える！

［編著］石井 はるみ

山口大学医学部附属病院看護部副看護師長

ᴧꓵC メディカ出版

🐾 はじめに 🐾
ようこそICU看護の世界へ

　2004年に日本看護協会看護研修学校に入学した第5期生の集中ケア認定看護師の同期の仲間が、日々の実践や新人教育を行うなかで、現場ですぐに役立つわかりやすいテキストがほしいと感じたことをきっかけに、書籍『はじめてのICU看護』が2012年に誕生しました。その後、ICU看護の入門書として、新しくICUへ配属された新人看護師やその新人を指導する先輩看護師だけではなく、一般病棟で重症患者を担当する看護師にまで幅広く活用されており、嬉しく思っています。

　2019年からのCOVID-19（新型コロナウイルス感染症）パンデミックによりICUへ入る患者が急増し、ICUで働く看護師の需要が急激に高まりました。ICUの経験のない看護師も重症患者を看護しなくてはならない状況もみられます。さらに、一般病棟でも重症患者を受け持たなくてはならなくなり、感染対策や面会制限など、従来のケアの知識だけでは対処できないことも出てきました。

　それらも踏まえ、前版からプラス10年分の臨床の指導経験と最新の知識を基にさらなるパワーアップを図り、本書『NEW はじめてのICU看護』ができあがりました。今回は新たに、臨床でよく受ける質問を**よくあるギモン**として、後輩や患者・家族へ説明するときに必要な**根拠**（なぜ）をわかりやすくビジュアル化しました。長い臨床経験に基づく「私はこうしている」という**看護実践上の工夫**の情報も加え、より実践的にアドバイスしています。新しくICUへ配属された新人や、その新人を指導する先輩看護師はもとより、一般病棟の看護師にも役立つ内容となっています。

　10年が経過し、ME機器は多少買い替えで新しくなっているかもしれませんが、ICUにおける看護の基本は変わっていません。患者が苦しんでいれば痛みや苦しみを少しでも軽減できるように付き添い、トイレに行けなければ排泄の方法を提案し、食事がとれなければ点滴や経管栄養で栄養補給を行います。そして、自分で身の回りのことが整えられなければ代わりに行います。つまり、患者が日常生活を営むのに不足している部分の援助をME機器を用いて生命維持まで含めて行うのがICU看護です。患者の頭から足の先まで、体のいろいろな臓器とのつながりや皮膚のこと、時には家族のことまで考えながら試行錯誤を繰り返すのが、ICU看護の幅広さと奥深さであり醍醐味でもあります。

　本書が日夜働く看護師のみなさんのお役に立ち、ICU看護のおもしろさに触れる一助となれば幸いです。

　2022年夏

　　　　　　　　　　　　　　　　　　　　　　　　　　　　石井はるみ

Contents

4 章　ICUの鎮痛・鎮静管理とせん妄

🐾ダウンロードして理解度が確認できる振り返りテスト🐾
問題、解説、解答用紙がダウンロードできます。プリントアウトして、復習や知識の整理にご活用ください。

編集・執筆者一覧

🐾 編集

石井はるみ　山口大学医学部附属病院看護部副看護師長（集中ケア認定看護師）

🐾 執筆

1章／7章
石井はるみ　山口大学医学部附属病院看護部副看護師長（集中ケア認定看護師）

2章 ❶，❷-❶〜❹，❻〜❽
濱本実也　公立陶生病院集中治療室看護師長（集中ケア認定看護師）

2章 ❷-❺／6章
正田世津子　医療法人健誠会湯田内科病院看護師（集中ケア認定看護師）

3章
露木菜緒　Critical Care Research Institute（CCRI）理事（集中ケア認定看護師）

4章
馬場友子　市立岸和田市民病院救急センター看護師長（集中ケア認定看護師）

5章
山本明美　医療法人渓仁会手稲渓仁会病院看護部副看護部長（クリティカルケア認定看護師）

＊【3章Ⅱ②〜⑦】山本恭代．はじめてのICU看護．大阪，メディカ出版，2012，51-72を改変して作成

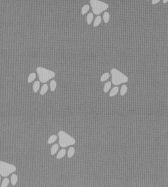

1章

ICU看護とは？

24時間体制で濃密な観察のもとに、生命の危機にある重症患者さんの命を守り、命を支えるために、五感を用いた看護に加え、ME機器を用いた援助方法を行うのがICU看護の特徴です。異常を早く察知し、早く対応することで全身状態の安定化を図り、合併症を予防します。臓器の機能の回復を待ち、一日も早く日常生活に戻れることを目標にします。

1 ICUとは？

ICUとは集中治療室（intensive care unit）を略したもので、呼吸・循環・代謝・その他の重篤な急性機能不全の患者の容体を24時間体制で管理し、より効果的な治療を施すことを目的とした部署です。

専門分化したICU

● もともとは特定の診療科に属さない独立した組織で、診療科を問わず患者を管理する体制でしたが、対象とする患者の病態によって、さらに専門的に細分化している病院もあります。

冠疾患集中治療室 （coronary care unit：CCU）	冠動脈疾患などの心臓血管系の疾患を抱える重篤患者を対象としたICU
脳卒中集中治療室 （stroke care unit：SCU）	脳卒中患者を対象としたICU
呼吸器疾患集中治療室 （respiratory care unit：RCU）	重篤な呼吸器疾患患者を対象としたICU
新生児集中治療室 （neonatal intensive care unit：NICU）	新生児のうち極低出生体重児や仮死新生児などの集中治療が必要な新生児用ICU
母体胎児集中治療室 （maternal fetal intensive care unit：MFICU）	合併症妊婦などハイリスク妊娠や切迫流産の可能性の高い妊婦に対応するための産科ICU

ICUで治療・看護が必要な患者とは？

● 施設によって多少の違いはありますが、いずれも生命の危機的状態にあり、生命を脅かす健康問題（潜在的・顕在的）がある患者です。

ICU入室基準

- 手術後の患者（特に合併症を有する患者）
- 呼吸管理を必要とする患者
- 意識障害・またはけいれんの頻発する患者
- 心不全・または心停止のあった患者
- 心筋梗塞および重症不整脈のある患者
- 重症代謝障害のある患者
- 急性腎不全のある患者
- 急性大量出血患者
- 臓器移植患者

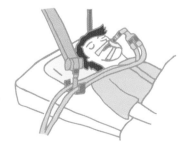
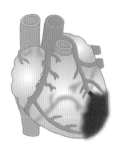
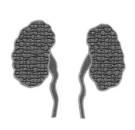

1章

ICU 看護とは？ ❶ ─ICU とは？／❷ ─ICU 患者の特徴と看護師の役割とは？

② ICU患者の特徴と看護師の役割とは？

診療の補助と日常生活の援助という看護の基本的役割は、他部署と同じです。患者が生命の危機的状況にあるのが特徴で、その援助はME機器を用いた生命維持にまで及びます。

🐾 ME機器の助けがないと生命を維持できない

● 患者が生命を維持していく上で不足している部分を、ME機器を使いこなして助けます。

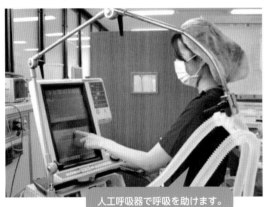

人工呼吸器で呼吸を助けます。

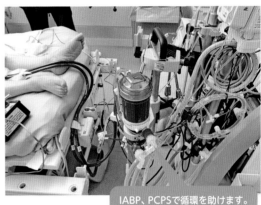

IABP、PCPSで循環を助けます。

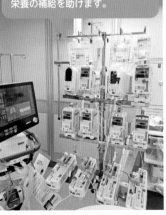

点滴で体液を正常な状態に保ち、栄養の補給を助けます。

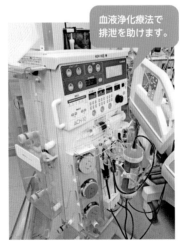

血液浄化療法で排泄を助けます。

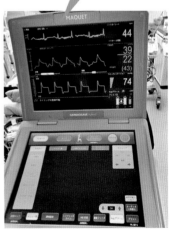

🐾 状態の変化が早く、生命の危機的状態にある

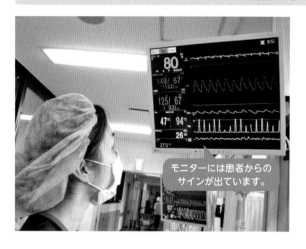

モニターには患者からの
サインが出ています。

- ICUの患者には各種のモニターが付けられ
体内の様子を示しています。
- 常に誰かがモニタリング（モニター画面を
見る）を行うようにします。

注意！ アラーム音（異常値）の有無だ
けではなく、状態が安定してい
るのか、不安定なのかを常に考え（評価）
ながらモニタリングを行います。

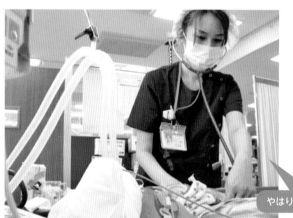

やはり、フィジカルアセスメントが大切！

- ICU患者は、自分で体の異常を知らせるこ
とができないことが多く、看護師の判断に
委ねられています。

注意！ 呼吸音や腸蠕動音、皮膚の色や
温度など、五感を用いて観察し
ます。

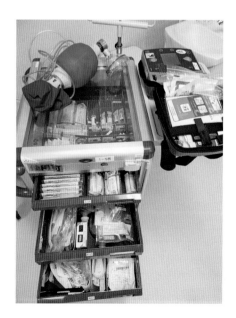

- 急変（急に容体が悪化すること）に備えて
救急薬品や器具を準備しておきます。
- 急変時には心肺蘇生法を行うことがあるの
で急変時の対応について習得しておきま
す。

🐾 セルフケア能力が低下している

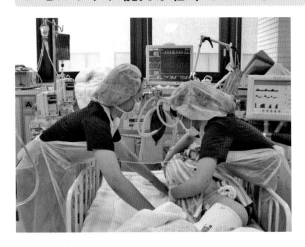

- 自力で寝返りができない患者に、安楽な体位を提供します。
- 体位を変えるだけで状態が悪くなることがあるので、その必要性と効果を考えて行います。

注意！ 全身を観察して、皮膚などに異常がないかを見ます。

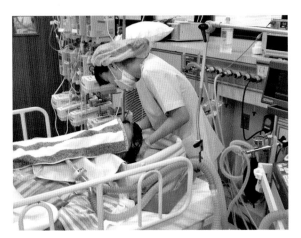

- 自分で体の清潔が保てない患者に、身体の清潔と爽快感を提供します。
- 清拭、手浴、足浴、洗髪、口腔ケア、目のケア、耳のケアを行います。

注目！
患者の負担が少ない方法を考えます。

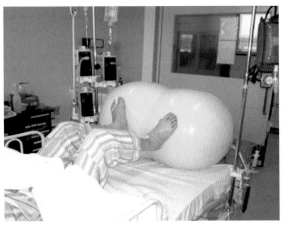

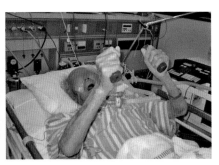

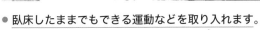
- 臥床したままでもできる運動などを取り入れます。

根拠 安静臥床は、筋力低下や関節拘縮を起こすだけではなく、呼吸器系、循環器系、さらには不安や抑うつなどの神経系にも影響を与えます。

🐾 言語的コミュニケーションの障害がある場合が多い

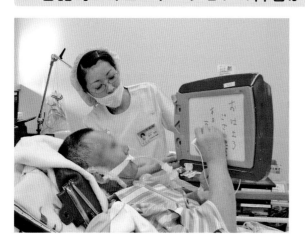

- 気管挿管により発声ができない患者に「筆談」「指文字」「文字盤」などを使用します。
- 文字が書けない患者には、唇の動きを読んだり、表情、瞬きなどで意思疎通を図ります。
- 入室が予定されている患者には、事前にコミュニケーションの方法について打ち合わせておきます。

🐾 死への恐怖や特殊な治療環境などにより心理的危機状態にある

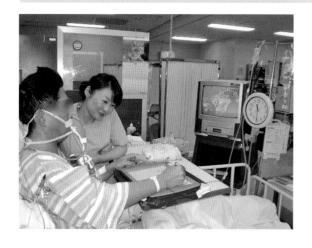

- 患者が不安を抱いていることを理解して支持的なかかわりを行います。
- 時計やテレビ、カレンダーなどを提供し、日常生活から乖離しないようにします。
- 禁止事項だけではなく、患者ができることを示します。
- 入室が予定されている患者には、事前に見学や写真で環境について説明を行って不安を軽減します。

 注目！

家族の写真やお気に入りの物などを持ってきて身近に置いておくことで安心につながります。

- 室温や湿度を調整します。
- 騒音を防止して、穏やかな療養環境を提供します。
- スクリーンやカーテンを使用してプライバシーを確保します。
- 夜間はできるだけ照明を落として、昼夜のリズムを作るようにします。

🐾 易感染（感染に弱い）状態にある

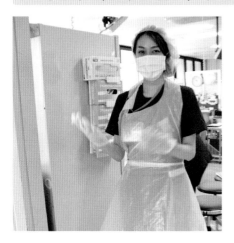

- ICUの患者は、感染症を合併しやすくなっています。

 根拠 感染に対する防御機能が低下した状態や各種チューブの体内への挿入のため。

- 患者の血液、体液（唾液、胸水、腹水、心嚢液、脳脊髄液などすべての体液）、分泌物（汗は除く）、排泄物、あるいは傷のある皮膚や粘膜を取り扱う時は標準予防策（スタンダードプリコーション）が必要です。

 注意！ ◎手洗い（手指消毒）の徹底が一番重要！

 注目！

COVID-19の感染対策

- 新型コロナウイルスによる感染症（COVID-19）の患者（疑い含む）へは標準予防策、接触予防策、飛沫予防策に加え、エアロゾルが発生する場面（気管挿管や抜管、開放性吸引、腹臥位など）では空気予防策を行う必要があります。
- 防護服（タイベック®）は必須ではありませんが、施設によっては着用しています。

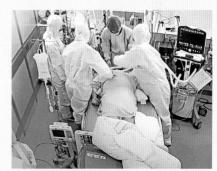

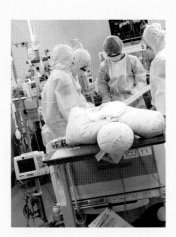

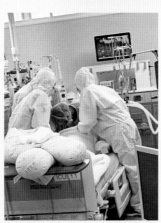

🐾 患者と同様に、家族も心理的危機状態にある

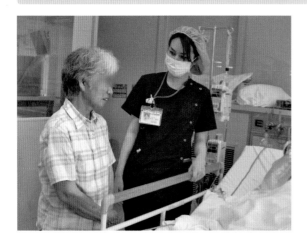

- ICU患者の家族は、患者が助からないかもしれないという不安や変わり果てた患者の姿に恐怖感を抱くことがあります。
- 急病や事故の場合に、家族は自分が悪かったのではないかという自責感を持つことがあります。
- 患者に代わって治療を選択しなければならない葛藤があります。

 注目！

家族にはいろいろな思いがあることを理解しましょう。

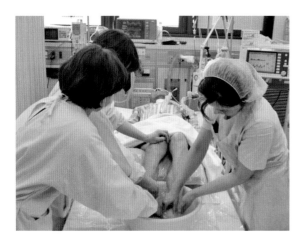

- 患者の手を握ったり、筆談などのコミュニケーションの方法を助言したりします。
- 家族が可能なケアを提案し、患者のために何かできたという感覚が持てるようにします。
- いつでも面会できるように面会時間を調整します。

注目！

オンライン面会
面会制限を行っている施設では、オンライン面会を実施する場合もあります。

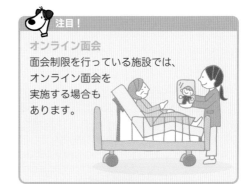

これも覚えておこう！

家族ケアのポイント
- 担当看護師の自己紹介を行います。
- 初対面の家族と話す時は、120度の角度で、1m以内に立つことで、緊張感を高めずに心理的距離を縮めることができます。
- わかりやすい言葉で、繰り返し、丁寧に伝えます。
- 家族からの質問には、不確かな回答は避け、わからないことはわからないと答えましょう。

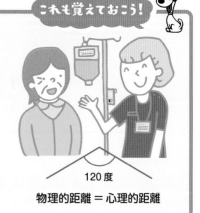

120度
物理的距離 ＝ 心理的距離

患者に多職種、多人数がかかわる

ICUにおけるチーム医療

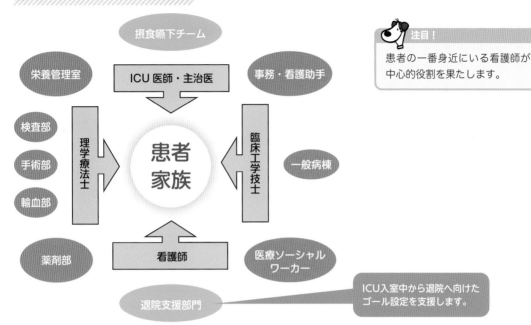

摂食嚥下チーム

栄養管理室

ICU 医師・主治医

事務・看護助手

検査部

理学療法士

患者
家族

臨床工学技士

一般病棟

手術部

輸血部

薬剤部

看護師

医療ソーシャル
ワーカー

退院支援部門

注目！
患者の一番身近にいる看護師が
中心的役割を果たします。

ICU入室中から退院へ向けた
ゴール設定を支援します。

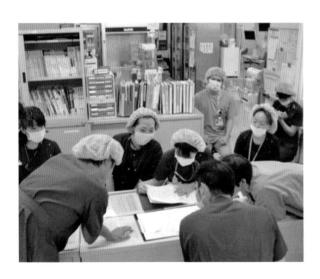

- ICUの患者には、医師・看護師以外にも
  薬剤師、臨床工学技士、理学療法士など
  多職種がかかわります。
- 患者の情報を共有し、専門的知識を発揮
  できるように、カンファレンスなどで他
  部門との連携を図ります。

看護実践上の工夫

急に入院した患者と家族は今後の生活のことや医療費などの不安
が強くあります。治療が終了しだい元の生活へ早期に戻れるよう
に、入退院支援員に相談して一緒に支援してもらっています。病
院には患者の相談に対応する部署や集中治療室、救命救急病棟に
も看護師と社会福祉士（MSW）を専任で配置する病院も増えて
いるので相談してみましょう。

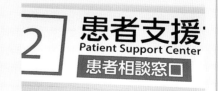

2 **患者支援・**
Patient Support Center
患者相談窓口

③ 侵襲と生体反応

ICUの患者には、病気やけがなどの何らかの「侵襲」が加わっています。生体は、恒常性を取り戻すためにさまざまな生体防御反応を示します。

🐾 侵襲とは

- 「侵襲」とは、手術や感染、精神的緊張などの内外からの刺激によって生体内の恒常性を乱される事象をいいます。
- 「侵襲」の程度が大きいと生体の防御反応も大きくなり生体自体をむしばみます。
- 患者が「侵襲」によってどのような影響を受けているのかを理解することが重要です。

🐾 侵襲の原因となる刺激

疾患刺激	外傷、感染症、疼痛、腫瘍、虚血、出血、中毒、疲労、低酸素
精神的刺激	不安、恐怖、興奮
医原的刺激	手術、麻酔、医療処置
環境刺激	寒冷、高温、騒音

🐾 侵襲に対する生体防御反応

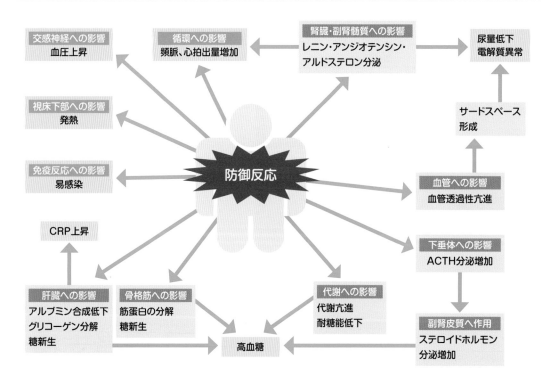

これも覚えておこう！

SIRS：サーズ

- SIRS（systemic inflammatory response syndrome：全身性炎症反応症候群）は、生体に何らかの侵襲が加えられた時の炎症反応が全身に及んだ状態のことです。
- 体の内で何かが起こっているサインです。
- バイタルサインの変化を観察することで、SIRSの状態を把握することができます。

SIRSの診断基準

体温	36℃以下または38℃以上
脈拍	90回/分以上
呼吸	呼吸数20回/分以上または$PaCO_2$32mmHg以下
白血球数	12,000/mm^{3}以上または4,000/mm^{3}以下または幼若白血球10%以上

上記の2項目以上を満たす時に診断される。

これも覚えておこう！

敗血症とは？

- 敗血症とは感染症により臓器障害が起こっている状態のことをいいます。
- 敗血症性ショックとは、敗血症に加え、輸液に反応しない低血圧と乳酸値が高い状態のことです。
- 世界で数秒に1人が敗血症で命を落としており、ICUで治療する患者も増加している重篤な疾患です。
- 治療は、早期に敗血症の疑いを認識して抗菌薬投与などを開始することです。
- qSOFA（quick SOFA：クイックソーファ）は感染症あるいは感染症を疑う病態で簡単にスクリーニングできる評価基準です。

qSOFA基準（文献1より改変）

呼吸回数22回/分以上
精神状態の変化
収縮期血圧100mmHg以下

2つ以上を満たす場合に敗血症を疑い血液検査データをチェックしましょう。

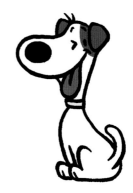

2章

ICUで行われる循環管理

循環管理は、重症患者の看護を行う際の主軸ともいえます。ICUに入る患者の多くは、循環動態が不安定な状態ですから、基本的な管理を行うのはもちろん、循環への影響を最小限にしたケアや、急変時には速やかな対応が求められます。さらに、循環動態の変動は命に直結することが多いですから、判断や対応に猶予がないこともあります。だからこそ、循環管理の基礎、主に使用する機器、そして看護ケアを行う際のポイントをここで押さえておきましょう！

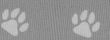
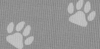

● 心臓の解剖と生理

心臓の解剖は、心臓の機能を理解するために重要な知識です。また、解剖を理解すると機能をイメージすることができるので、疾患の理解も深まります。

🐾 心臓の構造

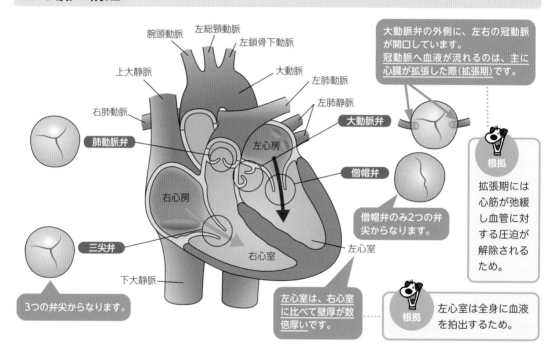

大動脈弁の外側に、左右の冠動脈が開口しています。
冠動脈へ血液が流れるのは、主に心臓が拡張した際（拡張期）です。

根拠 拡張期には心筋が弛緩し血管に対する圧迫が解除されるため。

僧帽弁のみ2つの弁尖からなります。

3つの弁尖からなります。

左心室は、右心室に比べて壁厚が数倍厚いです。

根拠 左心室は全身に血液を拍出するため。

🐾 冠動脈の解剖

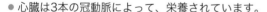

根拠

● 心臓は3本の冠動脈によって、栄養されています。

● **右冠動脈**は、**洞結節**や**房室結節**など刺激伝導系を主に栄養しているため、右冠動脈が閉塞した際は、ブロックなどの不整脈を伴うことが多いです。

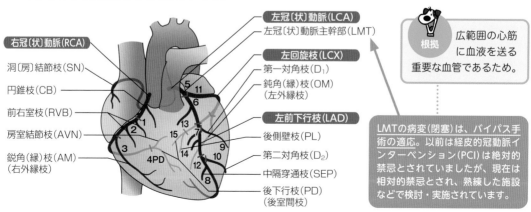

広範囲の心筋に血液を送る重要な血管であるため。

LMTの病変（閉塞）は、バイパス手術の適応。以前は経皮的冠動脈インターベンション（PCI）は絶対的禁忌とされていましたが、現在は相対的禁忌とされ、熟練した施設などで検討・実施されています。

🐾 血液の流れ

- 心臓から血液を送り出す血管を動脈、心臓に血液を戻す血管は静脈と呼びます。
- 動脈だからといって「動脈血」が流れているわけではありません。

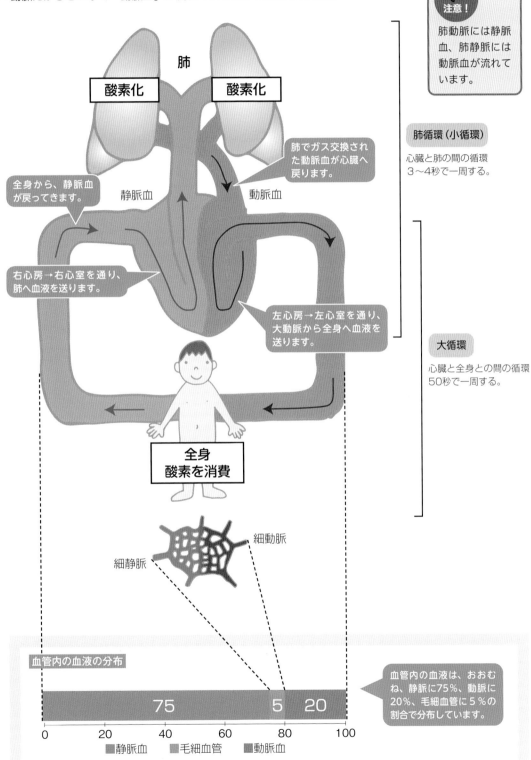

注意！
肺動脈には静脈血、肺静脈には動脈血が流れています。

肺

酸素化　　酸素化

肺循環（小循環）
心臓と肺の間の循環
3〜4秒で一周する。

肺でガス交換された動脈血が心臓へ戻ります。

全身から、静脈血が戻ってきます。

静脈血　　　　動脈血

右心房→右心室を通り、肺へ血液を送ります。

左心房→左心室を通り、大動脈から全身へ血液を送ります。

大循環
心臓と全身との間の循環
50秒で一周する。

全身
酸素を消費

細動脈

細静脈

血管内の血液の分布

血管内の血液は、おおむね、静脈に75%、動脈に20%、毛細血管に5%の割合で分布しています。

| 75 | 5 | 20 |

0　　20　　40　　60　　80　　100

■静脈血　■毛細血管　■動脈血

🐾 動脈の触知と血圧

▋ 脈拍触知のポイント

全身の動脈

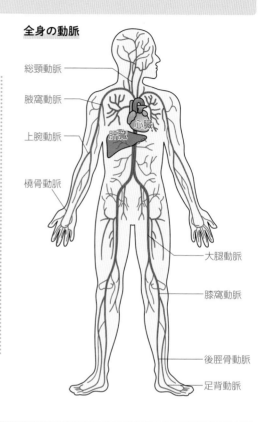

- 緊急時には、**まず頸動脈で脈拍を確認**します。
- 頸動脈で脈が触知できる場合、血圧はおおむね60mmHg、鼠径部では70mmHg、橈骨では80mmHg以上あると考えましょう。
- 鼠径部からカニュレーション（体外循環を行う時にカニューレを使用して送血や脱血を行う）している場合は、必ず**足背動脈や後脛骨動脈を確認**しましょう。

 根拠 下肢の血行障害を起こす可能性があるため。

 根拠 血圧が低くなりほかの部位では触知できなくなっても、最後まで触知できるのが頸動脈であるため。

🐾 血液循環の調節と臓器への分布

- 組織代謝の需要に応じて、心臓血管系は局所の血流を調節します。
- 運動時には、心拍数は安静時の3倍、1回拍出量は1〜1.5倍に増加します。
- 運動により筋骨系に大量の血液が分布しても、脳など生命維持に必要な臓器の血流は維持されます。

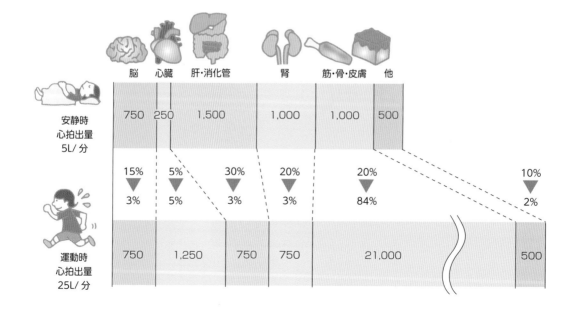

	脳	心臓	肝・消化管	腎	筋・骨・皮膚	他
安静時心拍出量 5L/分	750	250	1,500	1,000	1,000	500
	15%▼3%	5%▼5%	30%▼3%	20%▼3%	20%▼84%	10%▼2%
運動時心拍出量 25L/分	750	1,250	750	750	21,000	500

24

🐾 心拍出量の調節

● 心拍出量は心拍数と1回拍出量により規定されます。

$$\boxed{心拍出量} = \boxed{心拍数} \times \boxed{1回拍出量}$$

● 1回拍出量は「前負荷」「後負荷」「収縮力」により規定（調整）されています。

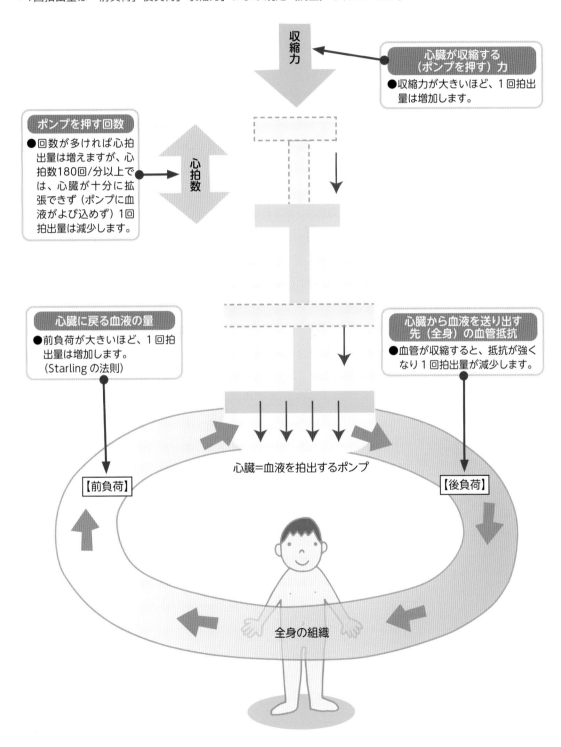

ポンプを押す回数
● 回数が多ければ心拍出量は増えますが、心拍数180回/分以上では、心臓が十分に拡張できず（ポンプに血液がよび込めず）1回拍出量は減少します。

心臓が収縮する（ポンプを押す）力
● 収縮力が大きいほど、1回拍出量は増加します。

心臓に戻る血液の量
● 前負荷が大きいほど、1回拍出量は増加します。（Starling の法則）

心臓から血液を送り出す先（全身）の血管抵抗
● 血管が収縮すると、抵抗が強くなり1回拍出量が減少します。

【前負荷】

心臓＝血液を拍出するポンプ

【後負荷】

全身の組織

① 心電図モニター

心電図モニターは、非侵襲的かつ連続的に患者の状態を示してくれる、簡便で効果的なモニタリング機器のひとつです。慣れてくれば、心筋の状態や電解質の異常など多くの情報を得ることができますが、まずは致命的な不整脈を判断し、速やかに対処することが重要です。

🐾 モニター心電図の装着手順と実施のポイント

1 患者へのモニターの必要性の説明

● モニター装着により**患者の不安が増強したり、体動を制限したりしないよう**、モニター装着の意味や必要性、アラーム音が発生することについて説明します。

2 モニターの装着

● 電極は、基本的に骨の上に貼ります。

注意！ ◎以下に注意し、ノイズの影響を避けよう！
① 貼る前に皮膚をふきます。
② 筋肉を避けます。
③ 呼吸性に変動しない位置に貼ります。

根拠 一般的に最も大きい波形が記録できるため。

3 誘導の選択

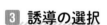

● モニターを付けたら、まずII誘導を選択します。
● 患者の体格（心臓の傾き）などによって他の誘導が見やすいこともあります。II誘導で波形の確認が難しい場合は、他の誘導に切り替えて波形を確認しましょう。

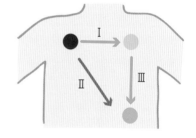

4 アラーム設定の確認

● 患者の状態に応じて、アラームの範囲を決定します。
● 医師への報告や薬物増減の指示などがある場合は、それに準じて変更します。

5 モニター装着後の観察

● トレンドやリコール機能により、データの変化、不整脈の出現頻度などを確認します。

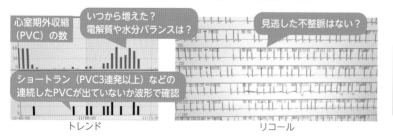

心室期外収縮（PVC）の数

いつから増えた？電解質や水分バランスは？

見逃した不整脈はない？

ショートラン（PVC3連発以上）などの連続したPVCが出ていないか波形で確認

トレンド　　　　　リコール

注意！ モニター装着後は皮膚の状態を確認し、定期的に貼り替えましょう！

刺激伝導系と心電図波形

- 心筋は自ら出す電気的な刺激により収縮しています。

刺激伝導系と心電図波形の関係

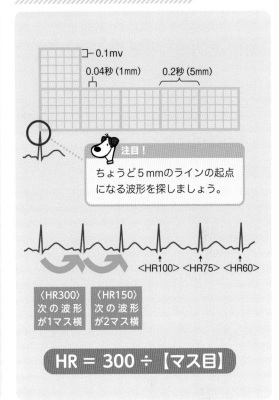

| 洞結節 | 心房 | 房室結節 | ヒス束 | プルキンエ線維 | 心室 |

心室の興奮からの回復

記録用紙と心拍数（HR）

☐ 0.1mv

0.04秒（1mm）　0.2秒（5mm）

注目！
ちょうど5mmのラインの起点になる波形を探しましょう。

<HR100> <HR75> <HR60>

〈HR300〉次の波形が1マス横　〈HR150〉次の波形が2マス横

HR = 300 ÷ 【マス目】

心電図波形の読み方と基準値

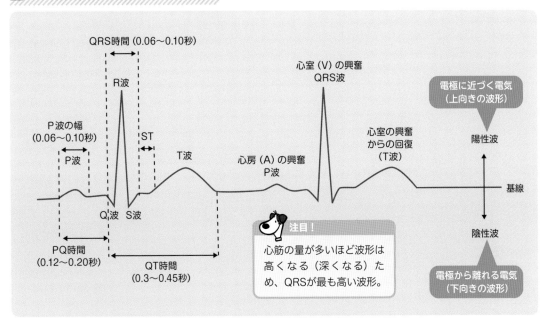

QRS時間（0.06〜0.10秒）

R波

P波の幅（0.06〜0.10秒）

P波

ST

T波

Q波　S波

心室（V）の興奮
QRS波

心房（A）の興奮
P波

心室の興奮
からの回復
（T波）

電極に近づく電気
（上向きの波形）

陽性波

基線

陰性波

電極から離れる電気
（下向きの波形）

PQ時間（0.12〜0.20秒）

QT時間（0.3〜0.45秒）

注目！
心筋の量が多いほど波形は高くなる（深くなる）ため、QRSが最も高い波形。

🐾 見逃せない「不整脈」と対応

注意！ ◎致死性不整脈を見逃さない！

● 臨床で決して見逃してはならない不整脈は、「脈のない心室頻拍（VT）」「心室細動（Vf）」「無脈性電気活動（PEA）」「心静止（asystole）」の4つです。
● VTは、脈がある場合とない場合で対処や緊急度が違うため、VTを発見したら必ず患者の脈拍を確認しましょう。
● PEAは、モニター上何らかの波形を認めるが脈拍が触知できない状態のことです。モニター波形だけでは判断できないため、必ず患者の状態を確認しましょう。

■ 不整脈の種類と特徴

致死性不整脈 ● ただちに患者のところへ行き、緊急処置の準備を行いましょう。

名　称	波　形	特　徴
心静止 (asystole)		● 平坦な1本の直線 ● 心臓の動きが停止した状態
心室細動 (Vf)		● 基線が不規則に揺れ、P-QRS-T が判別できない ● 無秩序な興奮により、有効な収縮ができず心臓がポンプ機能を果たさない
心室頻拍 (VT)		● 心拍数は 140 ～ 180 回 / 分 ● 規則的 ● QRS が一定のものは単形性、1拍ごとに変化するものは多形性
洞不全症候群 (SSS)	洞房ブロック P 波 ○ 刺激がブロックされ P 波が出現しない	● アダムス・ストークス発作を伴う ● 40 回 / 分以下の高度徐脈 ● 洞房ブロック、洞停止、徐脈頻脈症候群など
完全房室 ブロック	P 波 ○	● P 波と QRS は無関係に出現 ● 房室接合部や心室からの補充調律が生じる

重症不整脈 ● 症状とバイタルサインを確認し、医師に報告しましょう。

名 称	波 形	特 徴
心房細動 (Af)	f 波　基線が波打ったように見える	● 心房は細かく揺れている ● R-R 間隔は不規則 ● QRS 幅は狭い
心房粗動 (AFL)	F 波　ノコギリの波のようにギザギザ	● ノコギリの波のような F 波を認める ● R-R間隔は規則正しい
発作性 上室性頻拍 (PSVT)		● 突然始まり、突然止まる ● P 波は確認できない ● QRS 波は正常な形
R on T	R on T から　VT へ	● 心室期外収縮の出現のタイミングが早く、前の T 波に乗ったもの ● VT へ移行する可能性が高い
房室ブロック (2度モービッツII型)	P波 ◯ QRS が脱落	● PQ 間隔は一定 ● 延長している場合、2度のI型 **注意！** ● QRS が突然脱落する ● 脱落が続けば高度の徐脈となる

よくあるギモン

致死性不整脈を発見したらどうしたらいいの？
❶ 「Vfです！」など、周囲のスタッフへ緊急性をアピールしましょう。
❷ 患者に声をかけ、反応と呼吸をサッと確認します。
❸ 頸動脈を触知し脈拍を確認します。
❹ 脈がない場合は、心肺蘇生を開始します。

 注意！

触れるような…触れないような…？
迷ったら、心肺蘇生を開始しましょう！

これも覚えておこう！

心肺蘇生のポイント
● 胸骨圧迫は「強く」「速く」「絶え間なく」
● 1分間に100 ～ 120回のスピードで胸骨を圧迫
● 胸骨圧迫は、「約5cmの深さでしっかり押す」「胸骨をしっかり戻すこと」が重要
● 胸骨圧迫と人工呼吸の比率は30対2
● 換気は、胸郭が軽く上がるぐらいでOK

2章

ICU で行われる循環管理 II - ① 心電図モニター

29

② 動脈圧モニター

動脈圧モニターは、直接動脈へカテーテルを挿入し（動脈ライン〔Aライン〕）、圧トランスデューサーを用いて血圧を測定する方法です。これにより、血圧の変動を持続的にモニタリングすることができます。また、動脈ラインは採血ルートとしても使用することができるため、何度も血液ガス分析などの採血が必要な患者に苦痛を与えることなく採血ができます。

🐾 圧バッグの準備

① 必要物品の準備

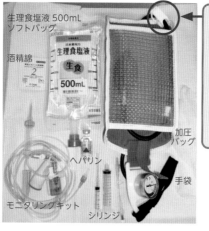

生理食塩液 500mL
ソフトバッグ

酒精綿

加圧バッグ

ヘパリン

手袋

モニタリングキット

シリンジ

> **注意！**
> クレンメがあることを確認し、ない場合はコッヘルなどを準備しましょう。

② ヘパリン加生理食塩液の作成

❶生理食塩液500mLにヘパリンを入れます。
❷針を残して注射器を外し、空気を抜きます。

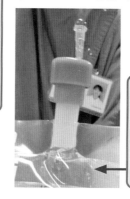

> **注意！**
> バッグ内に空気が残らないよう時々バッグをたたきながら空気を集めて抜きましょう。

③ モニタリングキットの接続

❶モニタリングキットの接続部に緩みがないことを確認します。
❷モニタリングキットをヘパリン生食につなぎます。　❸キット内にヘパリン生食を満たします。

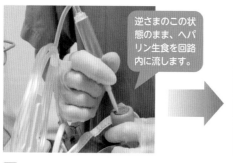

> 逆さまのこの状態のまま、ヘパリン生食を回路内に流します。

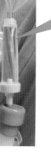

> チャンバー内にヘパリン生食を満たしてから、ルートを満たします。

> **注意！**
> ヘパリン生食を満たすスピードが速いと、細かい気泡ができます。ゆっくりと満たし、気泡を混入しないようにしましょう。

④ バッグの圧を300mmHg＝40.0kPaまで上げ、カフと圧バッグの接続部をクランプ

カフ圧計

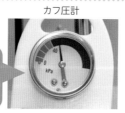

> 300mmHg以上の圧で、バッグ内のヘパリン生食は約3mL/h流れます。ただし、流速は患者の血圧によって変化します。

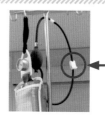

> **注意！**
> 圧が抜けないようにクランプしましょう。

🐾 動脈ライン（Aライン）挿入の介助

● 挿入部位は、橈骨動脈、上腕動脈、足背動脈、大腿動脈などです。

1 挿入の準備

 注意！ 必要に応じて準備しましょう。

❶物品の準備

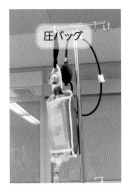

保護シーツ
固定器具
消毒の準備
留置針
固定用テープ
圧バッグ

❷患者への説明

 注意！ 通常の静脈穿刺よりも痛みが強いため十分に説明しましょう。

2 動脈穿刺

❶寝衣やシーツが汚染しないよう、穿刺部の下に保護シーツを敷きます。

❷穿刺部を消毒します。

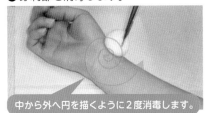

中から外へ円を描くように2度消毒します。

● 局所麻酔や穴あきコンプレッセンを使用する場合もあります。

❸穿刺し逆血を確認したら内筒抜去します。

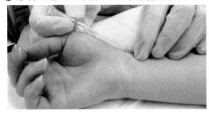

❹モニタリングキットの先端を接続します。

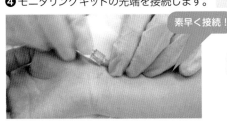

素早く接続！

❺絆創膏やテープでしっかり固定します。

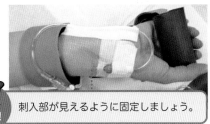

 注意！ 刺入部が見えるように固定しましょう。

🐾 モニタリングの開始

1 インターフェースケーブルの接続

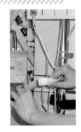

2 ゼロ点の確認

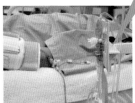

トランスデューサーの位置を、患者の第4肋間、中腋窩線の交点の高さに合わせます。

 根拠 ゼロ点位置は右心房の高さとされ、胸郭の1/2の高さといわれています。この位置が高いと血圧は低く、位置が低いと血圧は高く測定されます。

3 ゼロバランスの設定

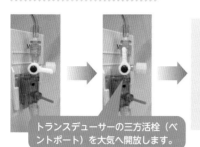

トランスデューサーの三方活栓（ベントポート）を大気へ開放します。

→

・この状態で、モニターの「ゼロ」ボタンを押します（実際の表示はモニターの機種によって異なります）。

→

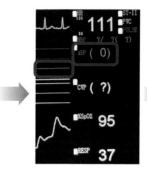

→

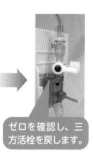

ゼロを確認し、三方活栓を戻します。

4 圧波形が正しく出ていることを確認

 根拠　測定方法による差を把握するため。

● マンシェットによる測定が可能な場合は、圧モニターとの差を確認しておきましょう。

🐾 動脈圧モニターでわかること

● 動脈圧モニターから得られる情報は、血圧だけではありません。

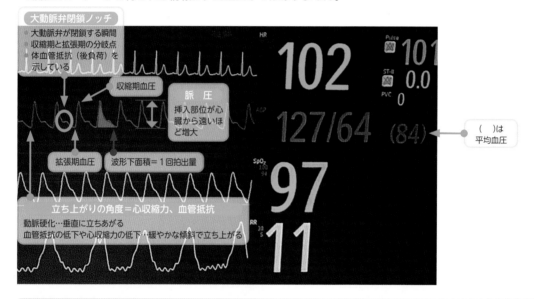

大動脈弁閉鎖ノッチ
● 大動脈弁が閉鎖する瞬間
収縮期と拡張期の分岐点
体血管抵抗（後負荷）を示している

収縮期血圧

脈圧
挿入部位が心臓から遠いほど増大

拡張期血圧　波形下面積＝1回拍出量

立ち上がりの角度＝心収縮力、血管抵抗
動脈硬化…垂直に立ちあがる
血管抵抗の低下や心収縮力の低下…緩やかな傾斜で立ち上がる

（　）は平均血圧

🐾 挿入後の観察のポイント

ベッドサイドでの観察	モニターの観察
● ゼロ点の高さが合っているか ● 刺入部の出血、腫脹がないか ● 発赤や痛みなど感染徴候がないか ● モニタリングキット内に空気は混入していないか ● 固定のテープははがれていないか ● 固定具による圧迫や皮膚損傷はないか ● 圧バッグのヘパリン生食の量は十分か ● 圧バッグの圧は300mmHg以上か	● 圧の変動はないか ● 圧波形は正常か 正常　　　　　　　屈曲・閉塞 　　　　　　　圧縮された波形になる

注意！　刺入部の屈曲や閉塞、回路内の気泡があると、波形がなまり、血圧は低く表示されます。

これも覚えておこう！

動脈採血・動脈血液ガス分析の方法

❶ 物品の準備

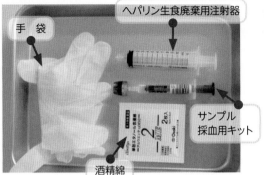

- 手 袋
- ヘパリン生食廃棄用注射器
- サンプル採血用キット
- 酒精綿

❷ 患者側回路内のヘパリン生食を吸引

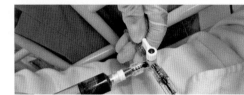

- チューブ容積の約2倍量吸引しましょう。
- 吸引が不十分だと、希釈された血液となり、Naが高値になるなど、値に影響が出ます。

根拠

❸ サンプルの吸引

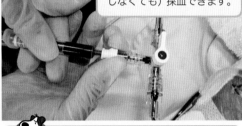

注目！ 手を添えるだけでも（吸引しなくても）採血できます。

注意！ 過度な陰圧は溶血につながるため、避けましょう。血圧により、自然に血液は出てきます。

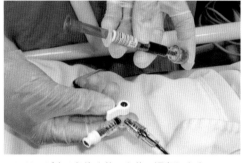

- シリンジ内の気泡を抜いた後、混和します。

注目！ 動脈血採血キットのシリンジ内には、抗凝固薬のヘパリンが添加されています。

❹ 回路内の血液を流す

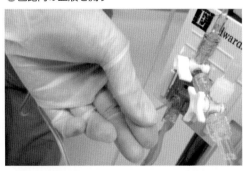

- ヘパリン生食をフラッシュし、回路内の血液をきれいに流します。

❺ 測定

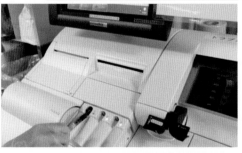

- 測定前に、もう一度空気の混入がないことを確認します。採血後は、速やかに測定しましょう。

根拠 血液中の酸素分圧は、空気と触れている時間が長いほど空気の酸素分圧に近づき、二酸化炭素分圧は徐々に減少します。動脈血液ガス分析を正確に行うには、空気と触れる時間をできるだけ短くします。

③ ペースメーカー

ペースメーカーには「一時ペースメーカー」と「恒久ペースメーカー」の2つがあります。一時ペースメーカーは、緊急処置として「体外式ペーシング」や「経静脈的心内膜ペーシング」「経食道ペーシング」などの方法で使用されます。ペーシングは、機械によって心臓に電気的に刺激を与え、心臓を収縮させたり、頻拍を抑えたりすることを目的に実施します。

❖ ペーシングの種類

▤ 恒久ペースメーカー

- 症候性徐脈性不整脈の第一選択の治療です。
- 適応は徐脈によって臨床症状がある「高度房室ブロック、3度房室ブロック」や「洞不全症候群」などの患者です。

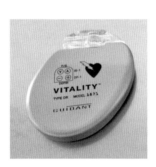

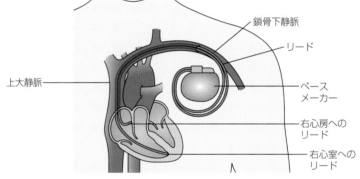

鎖骨下静脈
リード
上大静脈
ペースメーカー
右心房へのリード
右心室へのリード

▤ 一時ペーシング：経静脈的心内膜ペーシング

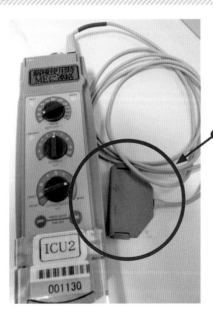

- 徐脈性不整脈の緊急処置や恒久ペースメーカーを植え込むまでのつなぎとして使用されます。
- 大腿静脈や内頸静脈を穿刺して留置します。

心臓からのリードを接続

■設定項目
①RATE：ペーシングレート
　　　　　1分間に行うペーシングの数値を設定
②OUTPUT：ペーシング出力
　　　　　　ペースメーカーが発する電気刺激
③SENSITIVITY：感度
　　　　　　　　自己脈出現時の感度を設定

🐾 ペーシング様式と読み方

第一文字	第二文字	第三文字	第四文字
刺激部位 ＝ペーシングする場所	感知部位 ＝センシングする場所	反応様式 ＝センシング後の反応	レートレスポンス機能（運動レベルに応じて自動的に Rate をコントロールする）がある時に「R」を付ける
A：心房 V：心室 D：両室 O：なし	A：心房（P波） V：心室（QRS波） D：両室 O：なし	I：Inhibited（抑制） T：Triggered（同期） D：抑制と同期 O：なし	

【例】

VVI：心室ペース心室センス抑制型
　　　心室を設定している回数でペーシングする。自己脈が出た場合は心室で自己脈を感知し、ペーシングを休む。

DDD：両室ペース両室センス抑制追従型
　　　心房が拍動している時は心房の拍動を感知し、一定時間内に心室の拍動を感知すればペーシングは休む。感知しなければペーシングし心室を拍動させる。
　　　心房が拍動しない時は設定されている回数で心房をペーシングする。そして一定時間内に心室の拍動を感知すればペースメーカーは休む。感知しなければ心室をペーシングする。

これも覚えておこう！

体外式ペーシング

● 急性に高度徐脈（症候性徐脈）が起きた際に、電極を用いて電気的刺激を送り、一時的に心拍数の補助を行います。

● モニター付き除細動器にはペーシング機能が付いています。

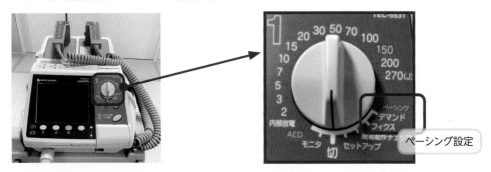

ペーシング設定

● 使用の際は「電極」を付け、「パッド」を患者に貼ります。

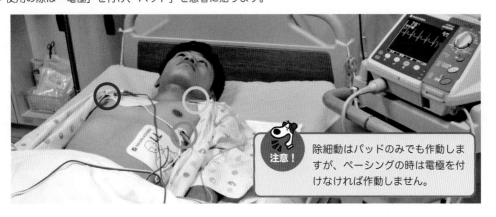

注意！ 除細動はパッドのみでも作動しますが、ペーシングの時は電極を付けなければ作動しません。

④ スワン・ガンツカテーテル

スワン・ガンツカテーテル（Swan-Ganz catheter）の挿入により、「右心系圧」や「心拍出量」をベッドサイドで継続的に測定、把握することができます。これにより、心機能の評価や治療法の選択に必要な情報を得ることができます。S-Gカテーテルは、内頸静脈、鎖骨下静脈、大腿静脈などから挿入します。

スワン・ガンツカテーテルの構造と挿入イメージ

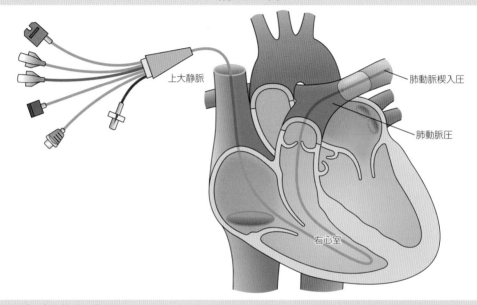

上大静脈

肺動脈楔入圧

肺動脈圧

右心室

固定方法と確認

注意！ バルーンが膨らむと危険なので、注射器のロックを確認しましょう。

刺入部が見えるようにフィルム材を使用します。

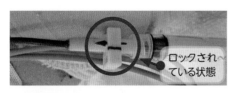

ロックされている状態

中のカテーテルが移動しないようロックを確認しましょう。

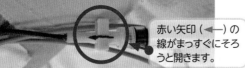

赤い矢印（←）の線がまっすぐにそろうと開きます。

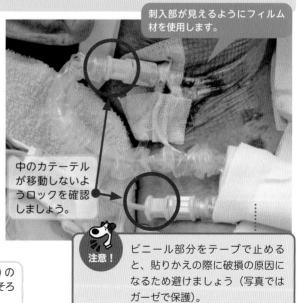

注意！ ビニール部分をテープで止めると、貼りかえの際に破損の原因になるため避けましょう（写真ではガーゼで保護）。

🐾 スワン・ガンツカテーテルから得られる情報

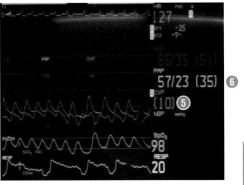
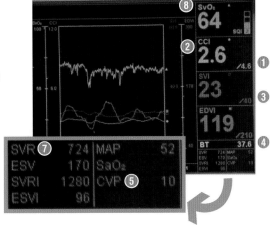

	項　目	基準値	波形・計算式
❶	心拍出量（CO）	4〜8 L/分	
❷	心係数（CI）	2.4〜4.0L/分/m²	心拍出量÷体表面積
❸	1回拍出量（SV）	40〜70mL/回	心拍出量÷HR
❹	中枢温	末梢温　＋0.5度程度	
❺	右房圧（RAP）≒中心静脈圧（CVP）	平均0〜8mmHg	
	右室圧（RVP）　収縮期　拡張期	15〜30mmHg 1〜7mmHg	
❻	肺動脈圧（PAP）　収縮期圧　拡張期圧　平均圧	15〜30mmHg 2〜8mmHg 9〜18mmHg	
	肺動脈楔入圧（PCWP）	平均 6〜12mmHg	
❼	体血管抵抗（SVR）	1,000〜1,300 dynes・sec・cm⁻⁵	（平均動脈圧－右房圧）÷心拍出量×80
❽	混合静脈血酸素飽和度（SⱱO₂）	68〜77%	肺動脈血（混合静脈血）の酸素飽和度

37

⑤ フロートラックセンサー

フロートラックセンサーとは、連続的動脈圧心拍出量測定システムであるフロートラックシステムのことです。動脈ラインにフロートラックセンサーを接続するだけで連続的に心拍出量と輸液の指標を得ることができます。

🐾 連続的動脈圧心拍出量測定用の機器

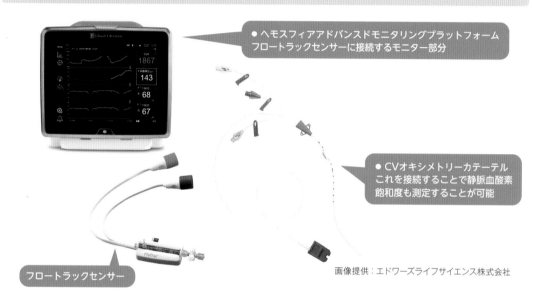

● ヘモスフィアアドバンスドモニタリングプラットフォーム
フロートラックセンサーに接続するモニター部分

● CVオキシメトリーカテーテル
これを接続することで静脈血酸素飽和度も測定することが可能

フロートラックセンサー

画像提供：エドワーズライフサイエンス株式会社

- 1回拍出量（SV）、1回拍出量変化（SVV）や、ベッドサイドモニターと接続して連続的に体血管抵抗（SVR）、体血管抵抗係数（SVRI）を算定できます。
- SVVは、呼吸によって変化する1心拍ごとの左室1回拍出量を動脈圧波形で解析することで算出しています。輸液負荷による反応性の指標として使われています。

🐾 フロートラックセンサーで得られるパラメーター

項目	基準値	パラメーターの説明
CO	4〜8L/分	心拍出量（cardiac output） 心臓が1分間に送り出す血液量
CI	2.4〜4.0L/分/m^2	心係数（cardiac index） 心拍出量÷体表面積
SV	40〜70mL/回	1回拍出量（stroke volume） 心室が1回の収縮で拍出する量
SVI	30〜65mL/回/m^2	1回拍出量係数（stroke volume index） 1回拍出量÷体表面積
SVV	10〜15%未満	1回拍出量変化（stroke volume variation） SVの最大と最小を変化率として表した値

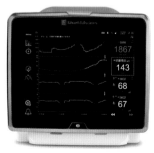

画像提供：エドワーズライフサイエンス
株式会社

測定手順

1 医師が患者に動脈ラインの必要性、方法について説明します。

2 フロートラックセンサーを作成する。
フロートラックセンサーラインにヘパリン加生理食塩液を満たして、加圧バッグで300mmHgまで加圧しておきます。
＊加圧バッグ作成方法➡p.30参照

3 モニタ本体の電源を入れ、ヘモスフィア 圧ケーブルをモニタに接続します。

4 患者情報を入力し、「低侵襲性」モードを選択し、「モニタリング開始」ボタンをタッチします。

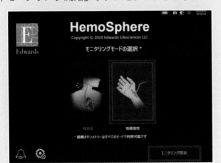

 注意！ 動脈ラインと接続する際は、注射器で脱血してエアが混入しないようにしましょう。

5 フロートラックセンサーの緑色コネクタをヘモスフィア 圧ケーブルに、赤色コネクタを血圧測定モニタ用ケーブルに接続します。

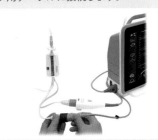

6 フロートラックセンサーの高さを中腋窩線と第4肋間の交点に合わせます。

7 フロートラックセンサーのトランスデューサを大気開放にし、大気圧の状態で「ヘモスフィア 圧ケーブルを用いたゼロ点調整」「モニタ画面でのゼロ点調整」のいずれかの方法で実施します。

根拠 エアが混入すると正しい波形が出ないだけでなく、空気塞栓を生じる可能性があります。空気塞栓は、脳梗塞などの原因となり、重篤な状態を引き起こすことがあります。

正しく測定が行われない場合

- 大動脈内バルーンパンピング
- 大動脈閉鎖不全症
- 大動脈人工血管置換後
- 小児患者（20歳未満）
- 自発呼吸がある
- 心房細動

注意！ ラインを長くしたり、高圧チューブ以外のものを使用すると回路に振動が発生し波形が変化するため注意しましょう。

SVVを利用したアセスメント

 CO（心拍出量）、SV（1回拍出量）が低値

↓ ↓

 SVVが10～15%以上

 SVVが10%以下

↓ ↓

輸液により、CO・SVが増加する可能性が大きい

- 輸液により、CO・SVは増加する可能性は低い
- 強心薬や血管拡張薬の使用を検討する

 注目！ SVVは、自発呼吸がない、不整脈がない状態で12%以上となれば輸液を検討します。この時、PEEPや末梢血管、血管拡張薬の影響も受けるためこれらの影響を考慮します。

⑥ 大動脈内バルーンパンピング（IABP）

IABP（intra aortic balloon pumping）とは、先端にバルーンが付いたカテーテルを胸部下行大動脈内に置き、心臓の拡張期にバルーンを膨張させ、収縮期にバルーンを収縮させることにより、心臓の働きを補助する装置です。これにより、拡張期圧を上昇させ冠血流を増加させたり、収縮期に左心室の後負荷を減少させ、心筋酸素消費量を減少させたりします。

🐾 IABPの構造とバルーンの位置

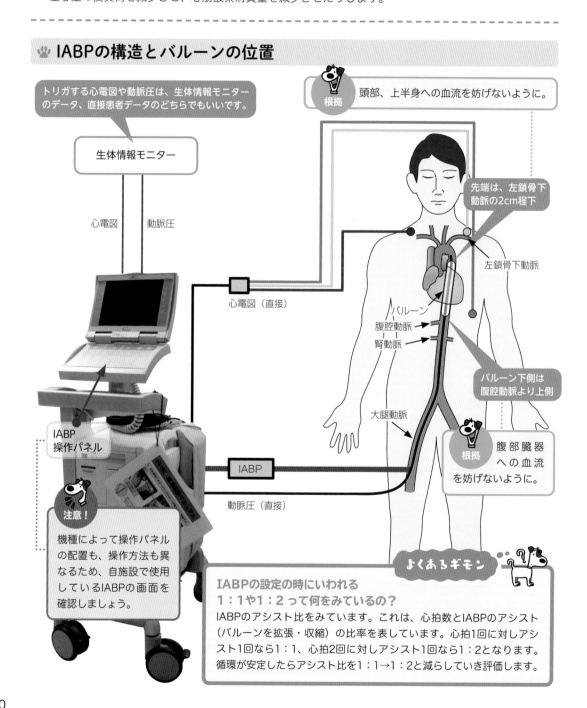

トリガする心電図や動脈圧は、生体情報モニターのデータ、直接患者データのどちらでもいいです。

根拠 頭部、上半身への血流を妨げないように。

生体情報モニター

心電図　動脈圧

心電図（直接）

IABP 操作パネル

IABP

動脈圧（直接）

先端は、左鎖骨下動脈の2cm程下

左鎖骨下動脈

バルーン
腹腔動脈
腎動脈

バルーン下側は腹腔動脈より上側

大腿動脈

根拠 腹部臓器への血流を妨げないように。

注意！ 機種によって操作パネルの配置も、操作方法も異なるため、自施設で使用しているIABPの画面を確認しましょう。

よくあるギモン

IABPの設定の時にいわれる 1：1や1：2って何をみているの？
IABPのアシスト比をみています。これは、心拍数とIABPのアシスト（バルーンを拡張・収縮）の比率を表しています。心拍1回に対しアシスト1回なら1：1、心拍2回に対しアシスト1回なら1：2となります。循環が安定したらアシスト比を1：1→1：2と減らしていき評価します。

🐾 IABPのモニター画面

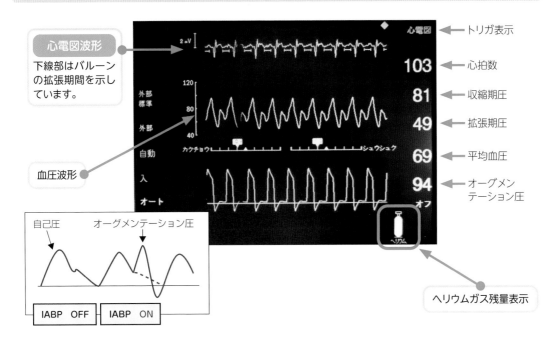

心電図波形
下線部はバルーンの拡張期間を示しています。

血圧波形

2 mV

外部標準
外部
自動
入
オート

120
80
40

カクチョウ ━━ シュウシュク

心電図 → トリガ表示

103 → 心拍数

81 → 収縮期圧

49 → 拡張期圧

69 → 平均血圧

94 → オーグメンテーション圧

オフ

ヘリウム → ヘリウムガス残量表示

自己圧　オーグメンテーション圧

IABP OFF　IABP ON

🐾 IABP作用効果

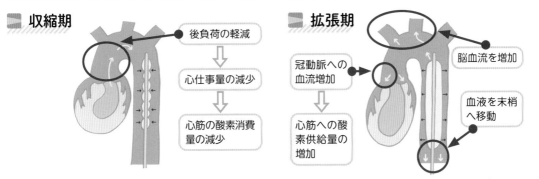

▨ 収縮期

後負荷の軽減
⬇
心仕事量の減少
⬇
心筋の酸素消費量の減少

● 心臓が血液を拍出する直前にバルーンを収縮させる

▨ 拡張期

脳血流を増加

冠動脈への血流増加

血液を末梢へ移動

心筋への酸素供給量の増加

● 心臓が血液を拍出し終えた状態でバルーンを拡張する

🐾 主な合併症と観察

合併症	発生要因	観察と注意点
血管裂傷 動脈解離	IABP挿入時の手技、高度の動脈硬化など	背部痛などの自覚症状を確認 症状出現時はエコーやCTにて評価
出 血	抗凝固療法、DIC合併 IABPによる血小板減少	挿入部の観察、ACTの適正コントロール ヘモグロビンや血小板などのデータを確認
血栓塞栓症	バルーンによる血流障害、血栓による閉塞	下肢の冷感、足背・後脛骨動脈の触知を確認 そのほか意識レベルや腹部所見なども確認
感 染	IABP挿入部からの感染	挿入部の観察と清潔操作の徹底、感染徴候の確認
腓骨神経麻痺	下肢の外旋固定	足底部の背屈を確認、良肢位を保持

注意！
麻痺していても前屈は可能です。
必ず背屈を確認しましょう！

7 経皮的心肺補助装置（PCPS）

PCPS（percutaneous cardiopulmonary support system）は、重症心不全や劇症型心筋炎、体外循環離脱困難な患者などに対して使用されます。大腿動脈と大腿静脈からカニューレを挿入することで、遠心ポンプで体外循環を行いつつ、人工肺により血液の酸素化を行うことができます。また、最近は大腿静脈のみにカニューレを挿入して行う呼吸補助法（extracorporeal membrane oxygenation：ECMO）も広く使用されています。

🐾 PCPSの構造とカニューレの位置

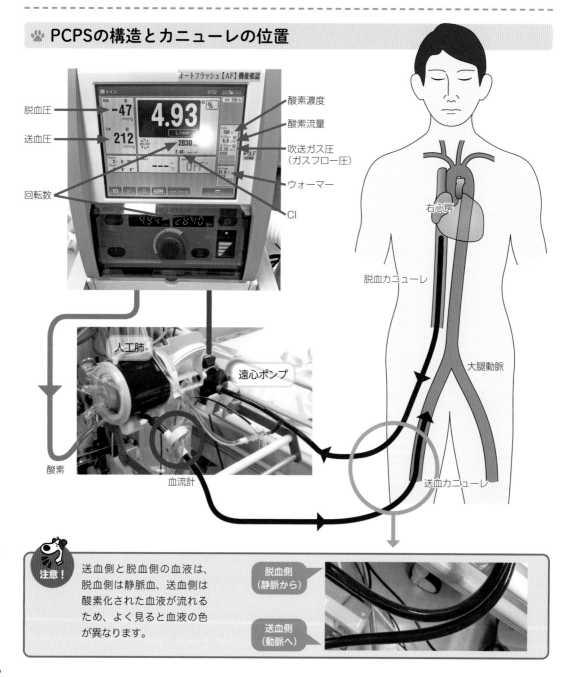

脱血圧
送血圧
回転数
酸素濃度
酸素流量
吹送ガス圧（ガスフロー圧）
ウォーマー
CI
右心房
脱血カニューレ
大腿動脈
人工肺
遠心ポンプ
酸素
血流計
送血カニューレ

注意！　送血側と脱血側の血液は、脱血側は静脈血、送血側は酸素化された血液が流れるため、よく見ると血液の色が異なります。

脱血側（静脈から）
送血側（動脈へ）

🐾 PCPS施行中の観察のポイント

▪ 遠心ポンプ

❶遠心ポンプの回転数と血流量の変化

注意! 回転数は変わらないのに、血流量が低下したら要注意！

- 循環血液量減少（脱血不良）
- 末梢血管抵抗の増大

脱血回路がつぶれたり振動したりしたら、これ！

❷遠心ポンプ内血栓

- 遠心ポンプからの異常音は軸部分での血栓形成の可能性が高いです。

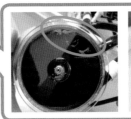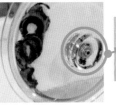

軸部

▪ 人工肺

❶蛋白・リーク

- 人工肺のガス出口より泡状の血漿が出てきたら、ガス交換能は悪化します。ガスデータが悪化してきたら、回路交換が必要です。

❷回路内血栓

- 肉眼的にもわかります。

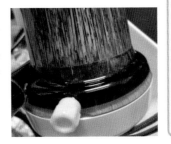

🐕 **看護実践上の工夫**

回路チェックは多職種で！
回路トラブルは患者さんの命に直結します。ですから、確認は多職種で一緒に行うようにしています。回路の状態だけでなく、これから起こり得る問題や対応も一緒に検討する機会になります。

🐾 PCPS施行中の主な合併症と対策

合併症	発生要因	観察と対策
出 血	過剰な抗凝固薬 血小板減少、DIC合併	ACTコントロール 止血処置、輸血
感 染	カニューレ刺入部の汚染	刺入部の保護と固定 消毒の際の清潔操作
下肢虚血	カニューレによる血流障害	足背・後脛骨の脈拍確認、下肢の保温
溶 血	遠心ポンプの回転による赤血球の破壊 脱血不良状態の持続	回転数の調整、脱血不良の有無を確認 補液による循環血液量の増加を図る

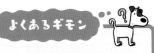

よくあるギモン

VA-ECMOとVV-ECMOって、どう違うの？
ズバリ！ 返血する血管が動脈か静脈かの違いです。共に、静脈（V）から脱血しますが、ECMOの回路を通ったのち、静脈（V）へ返血するのがVV-ECMOで、動脈（A）に返血するのがVA-ECMOです。肺の機能を補助する場合にはVV-ECMOが、心臓の機能を補助する場合にはVA-ECMOが選択されます。日本ではVA-ECMOのことをPCPSとも呼びます。

8 除細動器（DC）

心室頻拍（VT）や心室細動（Vf）などの致死性の不整脈や心房細動（Af）や心房粗動（AFL）などの不整脈の治療に用います。心筋に強い電気刺激を与えることで、一度すべての心筋細胞を脱分極させ、異常な興奮伝導を抑えます。つまり、心臓の電気をリセットして正常な興奮伝導を再開させるのが目的です。

除細動器の構造と設定

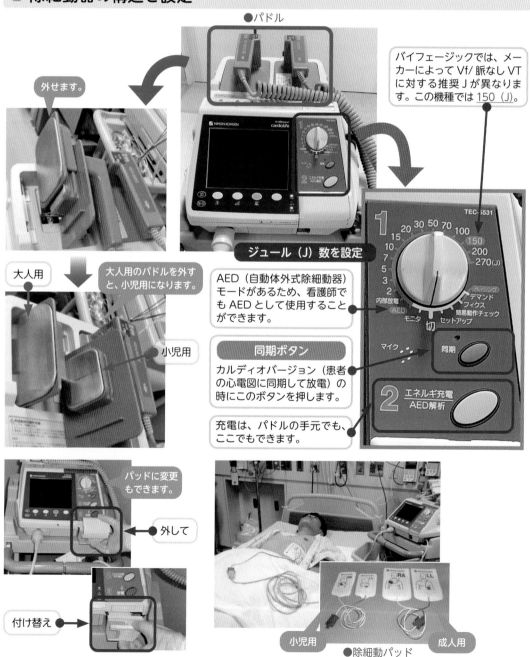

●パドル

外せます。

バイフェージックでは、メーカーによって Vf/ 脈なし VT に対する推奨 J が異なります。この機種では <u>150（J）</u>。

ジュール（J）数を設定

大人用

大人用のパドルを外すと、小児用になります。

小児用

AED（自動体外式除細動器）モードがあるため、看護師でも AED として使用することができます。

同期ボタン

カルディオバージョン（患者の心電図に同期して放電）の時にこのボタンを押します。

充電は、パドルの手元でも、ここでもできます。

パッドに変更もできます。

外して

付け替え

小児用   成人用
●除細動パッド

44

🐾 除細動器の放電タイプ

- 除細動器の放電タイプには「単相性」と「二相性」があります。
- この2つは「直流電流の流し方」が違います（二相性波形では、はじめに右胸から左脇に電流が流れ、続いて左脇から右向きに電流が流れます）。
- 二相性は少ないエネルギーで除細動ができます。
- 最近は「二相性」のものがほとんどですが、古いタイプは「単相性」です。

注意! 自施設の除細動器がどちらのタイプなのか、事前に確認しておきましょう。

単相性（モノフェージック）
初回エネルギー：360 J

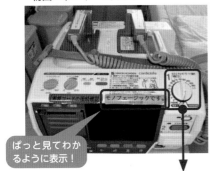

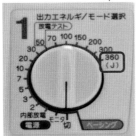

ぱっと見てわかるように表示！

二相性（バイフェージック）
初回エネルギー：120〜200 J

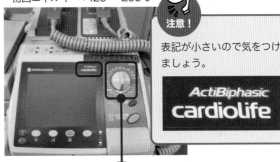

注意! 表記が小さいので気をつけましょう。

ActiBiphasic
cardiolife

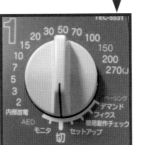

注意! 単相性（モノフェージック）は360Jまで設定がありますが、二相性（バイフェージック）にはありません。

これも覚えておこう！

開胸した患者がVfになったらどうするの？

除細動器と接続

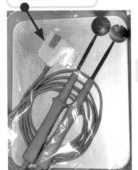

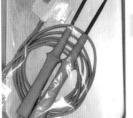
体内用パドル

- 体内用パドルで心臓を直接挟んで、除細動をかけます。

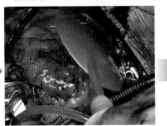

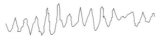

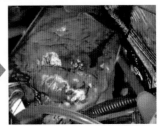

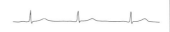

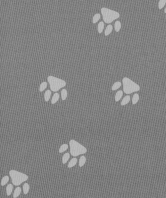

3章

ICUで行われる呼吸管理

「呼吸」は生命維持に欠かせない機能です。この機能が正常に維持できなくなった患者への呼吸管理は、酸素療法から人工呼吸器などの生命維持装置を用いることまで多岐にわたります。呼吸器系の最も重要な働きであるガス交換が適切に行われるように、ケア介入していく必要があります。

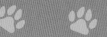
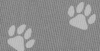

呼吸器の解剖と生理

呼吸中枢は、橋・延髄にあり、脊髄神経などを通して運動性インパルスを送っています。その刺激により吸気時は上気道、下気道を通り肺胞へ空気が送られ、呼気時はその逆をたどって排出されます。その過程のどこが障害されても呼吸障害をきたします。

🐾 呼吸器の各部位と障害

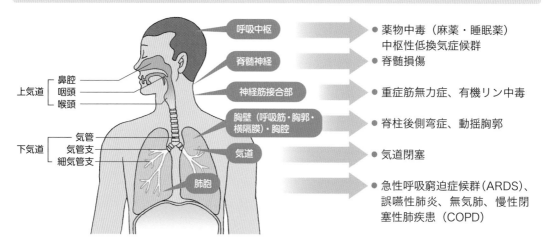

上気道
- 鼻腔
- 咽頭
- 喉頭

下気道
- 気管
- 気管支
- 細気管支

部位	障害
呼吸中枢	● 薬物中毒（麻薬・睡眠薬）中枢性低換気症候群
脊髄神経	● 脊髄損傷
神経筋接合部	● 重症筋無力症、有機リン中毒
胸壁（呼吸筋・胸郭・横隔膜）・胸腔	● 脊柱後側弯症、動揺胸郭
気道	● 気道閉塞
肺胞	● 急性呼吸窮迫症候群（ARDS）、誤嚥性肺炎、無気肺、慢性閉塞性肺疾患（COPD）

🐾 呼吸器の各部位と働き

▤ 気管から肺胞までの分岐

- 気管から肺胞までの分岐は、気管、気管支、終末細気管支など、次々に分岐を繰り返し、最終的に23分岐目で肺胞に達します。
- 成人の平均死腔は150mL程度です。
- 有効肺胞換気量は1回換気量－死腔の量となります。

 注目！

ガス交換は肺胞で行われるため、その直上までは空気の通り道、すなわち死腔となります。

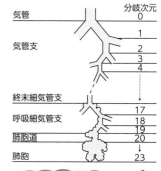

	分岐次元
気管	0
	1
気管支	2
	3
	4
終末細気管支	17
呼吸細気管支	18
	19
肺胞道	20
肺胞	23

これも覚えておこう！

浅くて速い呼吸と深くてゆっくりの呼吸
- 死腔量150mL時の肺胞換気量を考えてみます。
  - ①1回換気量300mL、呼吸回数20回/分（浅くて速い呼吸）
    （300−150）×20＝3,000mL（3L/分）
  - ②1回換気量600mL、呼吸回数10回/分（深くてゆっくりの呼吸）
    （600−150）×10＝4,500mL（4.5L/分）
  - どちらも1分間の換気量は6Lですが、死腔量を除いた肺の換気量は異なります。
- ◎換気量が同じでも、深くてゆっくりとした呼吸の方が、肺胞換気量が多い!!

肺気量分画

- 肺気量や肺容量は体位によって変わります。
- 機能的残気量（FRC）は安静呼気終了後に肺内に残っている空気であり、呼吸を止めている時でもガス交換ができる量です。

- 仰臥位＜座位＜立位の順で、機能的残気量が増えます。

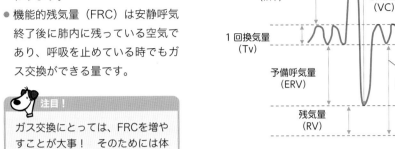

胸郭の動き

- 呼吸による胸郭の動きは、上位肋骨と下位肋骨で異なります。
- 上6本の上位肋骨は、胸骨を前上方方向に押し上げ、胸郭の前後径が広がります。
- 下位肋骨は、側方に上がるように動くため、左右径が広がります。

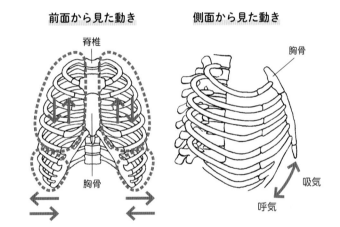

前面から見た動き　側面から見た動き

気管・気管支の粘膜

- 気管・気管支の上皮は、主に線毛細胞と杯細胞からなります。
- 線毛細胞は気管・気管支の上皮で最も多くみられ、管腔面に多数の線毛を持つのが特徴です。
- 線毛は、杯細胞などから分泌された厚い粘液層に埋まっており、喉頭に向かって速い速度で波打つことで、異物を排出する働きを持ちます。

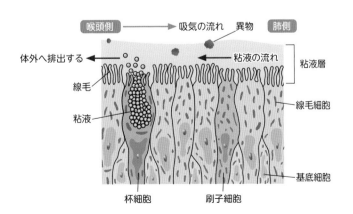

外呼吸と内呼吸

- 呼吸とは、身体が酸素（O_2）を取り入れ組織へ運び、代謝の結果生じた二酸化炭素（CO_2）を排泄する過程のことをいいます。
- 呼吸は外呼吸と内呼吸という2つの機序によって行われています。

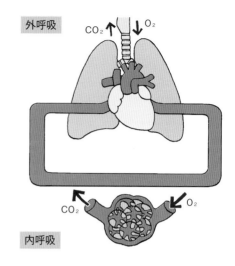

外呼吸

内呼吸

外呼吸	外気を換気運動により肺胞に取り込み、肺胞の酸素は毛細血管へ拡散し血液により組織に運ばれる。この換気と拡散による、血液と外気とのガス交換のこと。
内呼吸	酸素は毛細血管から供給され、細胞内に拡散し、代謝過程で発生した二酸化炭素は細胞から毛細血管へと拡散する。この血液と細胞の間のガス交換のこと。

ガス交換

- 肺胞内ガスから絶えずO_2は血中に拡散し、CO_2は血中から肺胞内へ排出されます。
- 21％の空気を吸うと、肺胞の酸素分圧は約100mmHgで、肺毛細血管に肺胞気の分圧と等しくなるまで拡散されますが、10％以内程度の較差があります（**肺胞－動脈血酸素分圧較差：A-aDO2**）。
- 酸素を受け取った血液は動脈血となり、組織に運搬され、細胞へ酸素を供給し、二酸化炭素を受け取って、静脈血となります。
- 静脈血は静脈血酸素分圧（$P\bar{v}O_2$）40mmHg、静脈血二酸化炭素分圧（$P\bar{v}CO_2$）46mmHg程度となり、肺へ戻ります。
- CO_2は肺毛細血管から肺胞へと拡散しますが、CO_2の拡散速度は酸素の20倍といわれています。

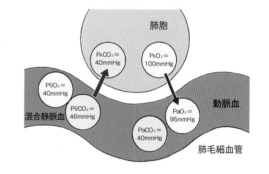

肺胞

$P_ACO_2 = 40mmHg$ $P_AO_2 = 100mmHg$

$P\bar{v}O_2 = 40mmHg$

$P\bar{v}CO_2 = 46mmHg$

混合静脈血

動脈血

$PaO_2 = 95mmHg$

$PaCO_2 = 40mmHg$

肺毛細血管

🐾 呼吸器の障害

呼吸不全の定義

- 通常、動脈血中には酸素分圧100mmHg程度の酸素が存在します。
- 酸素のほとんどは、赤血球という細胞の中にあるヘモグロビンに結合しています。
- 酸素分圧が60mmHg未満になるとさまざまな組織や臓器が酸素不足になるため、動脈血中の酸素分圧が60mmHg未満になる病態を呼吸不全と定義しています。
- 呼吸不全のうち、比較的短い期間で急速に起こってきた場合を急性呼吸不全と呼びます。
- 呼吸不全は、血液中の二酸化炭素分圧が正常または低下しているⅠ型呼吸不全と、増加しているⅡ型呼吸不全とに分けられます。

低酸素血症の原因

- 肺胞低換気
- 拡散障害
- シャント
- 換気血流比不均等分布
- 貧血

肺胞と血液のガス交換障害

肺胞低換気

- 換気障害に起因します。
- 血流はありますが、換気がなくガス交換障害を生じます。

【疾患】
- 肺線維症、強皮症など拘束性肺傷害（％換気量低下）
- 喘息、肺気腫など閉塞性肺傷害（1秒率低下）
- 脊髄損傷など中枢性換気障害

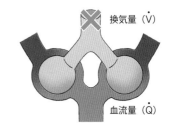

換気量（V̇）

血流量（Q̇）

拡散障害

- 肺胞と血管間の水分の貯留などにより拡散障害を生じます。

【疾患】
- 間質性肺炎　　　・間質水腫
- 肺線維症

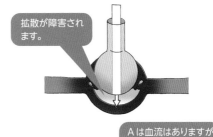

拡散が障害されます。

シャント

- 肺胞虚脱による肺胞換気量と血流の割合の不均等

【疾患】
- 無気肺　　　・肺水腫

Aは血流はありますが換気がありません。

B

A

PaO_2 100mmHg
SaO_2 98%

PaO_2 40mmHg
SaO_2 75%

PaO_2 55mmHg
SaO_2 87%

$A\text{-}aDO_2$ =45mmHg

換気血流比不均等分布

- 肺胞換気と肺毛細血管の血流の割合が不均等

　A：血流はあるが換気がない：シャント

　B：均等な換気と血流

　C：換気されているが血流がない：死腔換気

【疾患】
- ARDS　　　・COPD

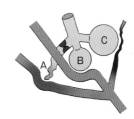

注目！

クリティカルケア領域において、呼吸管理を行うには、呼吸生理の基本的な内容を理解できなければ的確に行えません。呼吸のメカニズムと、それが障害されるとはどのようなことかを、理解しましょう。

1 酸素療法

酸素療法は日常的に行われていますが、正しい使い方は意外に知られていません。酸素療法器具のシステムを理解して正しく使いましょう。

🐾 酸素療法の目的は？

● 酸素療法は、低酸素血症の治療および予防、動脈血酸素運搬能を高め組織の低酸素状態を改善する目的で行われます。

🐾 酸素療法の適応は？

> ①室内気にて
> SaO$_2$ ＜ 94％

> ②II型呼吸不全で慢性呼吸不全の
> 急性増悪の場合　SaO$_2$ ＜ 88％

> ③低酸素血症が
> 疑われる状態

● 酸素療法下でもPaO$_2$＜60 〜 70mmHg（SaO$_2$＜90％）、かつ増悪傾向である場合、チアノーゼが観察され酸素療法でも改善されない場合は、人工呼吸療法の適応となります。
＊SaO$_2$：動脈血酸素飽和度（動脈血中でヘモグロビンが酸素と結合している割合）
　PaO$_2$：動脈血酸素分圧（動脈血中に溶けている酸素の量を圧力で表したもの）

注意！

◎酸素は害にもなる！
● 不必要な高濃度酸素を長期にわたって吸入すると、吸収性無気肺や咳・胸痛・肺の硬化などを発現する酸素中毒を起こします。
● 動脈血酸素分圧・動脈血酸素飽和度の上昇に伴い、酸素濃度を下げる必要があります。

よくあるギモン

心筋梗塞や脳卒中などは酸素投与の適応ではないの？
以前は適応でしたが、最近では、これらの症例に対する不必要で過剰な酸素投与は、血管収縮に伴い重要臓器の血流量を低下させ、有害となる可能性があることが指摘されています。逆に、SaO$_2$が94％以上でも、チアノーゼや血圧低下、判断力の低下など低酸素血症が疑われる場合は酸素投与の適応になります。

🐾 酸素投与方法のシステムを理解しよう

● 酸素投与方法には、低流量システムと高流量システムの2つがあります。

▬ 低流量システム

● 低流量システムの低流量とは、マスクから供給される総流量が1回換気量よりも少ないことを意味します。

● 健常成人は1回に約500mLの空気を約1秒で吸入しています。この時の平均吸入速度は30L/分となります（500mL×60秒）。

● 通常、酸素流量計は10 〜 15L/分が上限であり、残り15 〜 20L/分はマスクの脇や孔から室内空気を吸います。つまり、吸入酸素濃度は空気と混ざった濃度になるのです。

● 低流量システムは、患者の呼吸パターンにより吸入気酸素濃度が異なります。

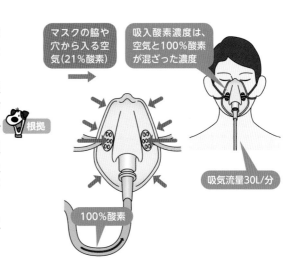

マスクの脇や穴から入る空気（21%酸素）

吸入酸素濃度は、空気と100%酸素が混ざった濃度

吸気流量30L/分

100%酸素

根拠 室内気で希釈されるため。

デバイスによる酸素流量と酸素濃度の違い

酸素濃度（%）

酸素流量(L/分)	1	2	3	4	5	6	7	8	9	10
鼻カニューラ	24	28	32	36	40	（6L/分以上は使用しない）				
簡易酸素マスク	（4L/分以下は使用しない）				35 〜 40	40 〜 50		50		
リザーバー付き酸素マスク	（5L/分以下は使用しない）					60 〜 70				

鼻カニューラ

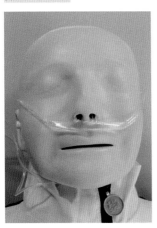

● 低い酸素濃度で酸素化が維持できる時に使用します。

● 流量が多いと鼻の不快感が強くなり、吸入酸素濃度の上昇も期待できません。

簡易酸素マスク

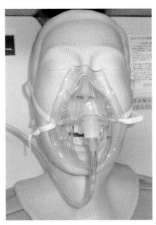

● 35 〜 50％の酸素濃度が必要な時に使用します。

● マスクに留まる呼気CO_2の再吸入を避けるために、酸素流量は5L/分以上に維持します。

● 5L/分以下にする時は鼻カニューラへ変更します。

53

リザーバー付き酸素マスク

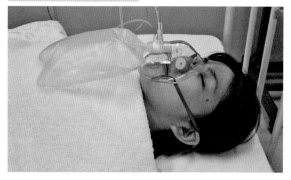

- 酸素濃度50%以上の高濃度の酸素投与が必要な時に使用します。
- 配管からの乾燥した酸素をリザーバーバッグに貯留させるため、必ず加湿を行い、口腔乾燥を予防します。
- リザーバーシステムも、1回換気量30L/分以上流れるわけではないため、低流量システムに分類されます。
- 必ず6L/分以上の酸素流量で使用します。
- 酸素マスクよりは高濃度が期待できますが、60〜70%程度と考えられています。

根拠 5L/分以下の酸素流量では、リザーバーバッグが十分膨らまないため。

根拠 リザーバー付き酸素マスクを使用すれば、90%以上の酸素濃度を得られると書いてある書籍も散見します。しかし、どんなにマスクを顔に密着させても、顔の凹凸により隙間は生じるため、酸素マスクの周囲から室内気（21%酸素）を吸い込みます。またリザーバー容量は600〜800mLのものが多いですが、吸気時にへこんでいるのは見受けられません。

■ 高流量システム

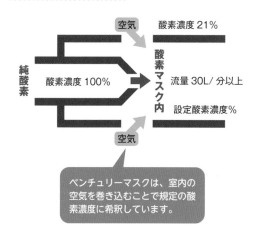

ベンチュリーマスクは、室内の空気を巻き込むことで規定の酸素濃度に希釈しています。

- 高流量システムの高流量とは、マスクから供給される総流量が患者の1回換気量よりも多いことを意味します。
- ベンチュリ効果（高速で流れる流体が周りの物を引きつける効果）を利用することで、酸素と空気をあらかじめ混合し、30L/分以上の高流量を作り出します。
- 高流量システムを使用しても、低流量システムよりも高濃度の酸素を投与することにはなりません。

注目！

高流量システムは、患者の1回換気量以上の流量が流れているため、設定酸素濃度が患者の呼吸パターンに左右されずに安定して供給できます。

ベンチュリーマスク

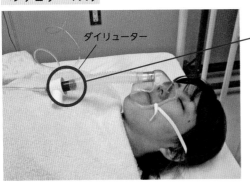
ダイリューター

ダイリューター	設定酸素濃度（%）	最適酸素流量（L／分）
青	24	2
黄	28	3
白	31	4
緑	35	6
赤	40	8
橙	50	12

● ベンチュリーマスクは6段階ある「ダイリューター」と呼ばれる駒を選択することで、吸入気酸素濃度を調節します。

● 設定酸素濃度ごとに必要最小限の酸素流量が決まっており、必要流量は色分けされたダイリューターに記載されています。

ネブライザー機能付きベンチュリー装置

- 十分な加湿が必要な患者には、ネブライザー機能が備わっているため適している
- 使い捨ての滅菌蒸留水を使用した閉鎖式システムが主流
- 酸素流量計の上限が、15L/分のタイプの多くの製品では、総流量30L/分を作り出せる酸素濃度は、60%程度が限界
- 気管切開患者など人工気道装着時は、上気道がバイパスされており、加温加湿が必須となるため、ヒーターを使用する

注意！ 必ず、総流量表を確認し、成人では30L/分以上の流量になる設定かを確認しましょう。

カームピュア

- 各メーカーからさまざまな製品が発売されているが、カームピュアは使い捨て蒸留水がソフトバッグであることが特徴

カームピュアの総流量表

酸素流量(L/分)

ダイヤル目盛（酸素濃度%）	6	7	8	9	10	11	12	13	14	15
35	34	40	45	51	56	62	68	73	79	85
40	25	29	33	37	42	46	50	54	58	62
45	20	23	26	30	33	36	40	43	46	49
50	16	19	22	25	27	30	33	35	38	41
60	12	14	16	18	20	22	24	26	28	30
80	8	9	11	12	13	15	16	17	19	20
98	6	7	8	9	10	11	12	13	14	15

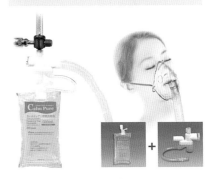

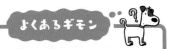

画像提供：泉工医科工業株式会社

よくあるギモン

高流量タイプは60%程度が上限なのに、なぜ80%や98%という設定があるの?

基準となる吸気流量30L/分の考え方は、安静時成人の一回換気量が1秒500mLに基づいています。小児は、一回換気量が少ないため、たとえば成人の半分1秒250mLであれば総流量は15L/分となり、98%が可能となります。逆に成人でも、呼吸状態によっては吸気流量が40～60L/分にもなることがあるため、30L/分では足りなくなります。

■ 酸素療法中の観察チェックリスト

☑ 患者の意識、顔色、チアノーゼ（口唇・爪）、呼吸パターン（浅表性・頻呼吸など）

☑ $SpO_2 > 90\%$ 維持できているか

☑ 酸素流量や酸素濃度は指示通りの設定であるか

☑ 鼻カニューラや簡易酸素マスクは正しく装着されているか

☑ チューブ類の屈曲・閉塞・接続部にゆるみはないか

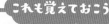

よくあるギモン

酸素療法の加湿は何L/分から必要？
- 鼻カニューラ3L/分まで、ベンチュリーマスクで酸素濃度40%までは酸素を加湿する必要はありません[1]。

 根拠

① 天然の加湿器である鼻腔を介して呼吸している。
② 1回換気量に占める配管からの酸素（乾燥酸素）の割合が少ない。
③ 酸素を加湿しないことにより気道から失われる水分量は少ない。
④ 酸素加湿の有無で自覚症状に差がない。

◎ 口渇時は、酸素流量にかかわらず口渇の原因を考えよう。

- 脱水による口渇であれば酸素加湿では口渇の改善にはなりません。
- 含嗽のほうがより効果的です。
- 口渇時は酸素加湿のみで対処しません。

これも覚えておこう！

排痰目的のネブライザーは推奨されない

 根拠

① 薬剤は肺胞まで到達しない。
② 末梢気道への到達も数%。
③ 感染の機会が増える。
④ エアロゾルは気道に沈着する。

◎ 気管支拡張目的なら意味があるが、排痰目的では意味がない。

■ 高流量酸素鼻カニューラ（HFNC）

- 患者の吸気よりも高いフローでガスを供給することにより呼吸をサポートする方法を、ハイフローセラピー（high flow therapy）といいます。
- HFNCは、専用の鼻カニューラを用いて加温加湿されたガスを高流量で供給することができる高流量システムの酸素療法で、ハイフローセラピーを行うためのシステムのひとつです。

HFNCの種類 ● 各メーカーからさまざまなHFNCが販売されています。

移動不可能なHFNCの例

> 圧縮酸素を必要とします。

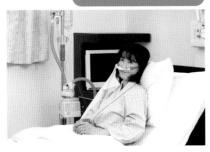

移動可能なHFNCの例

> 圧縮酸素が不要です。酸素ボンベがあれば、移動も可能です。

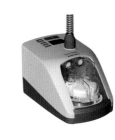
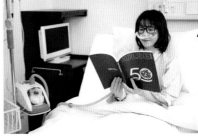

MR850
画像提供：フィッシャー＆パイケル ヘルスケア株式会社

AIRVO2
画像提供：フィッシャー＆パイケル ヘルスケア株式会社

HFNCのメリット

酸素濃度を100%まで安定して供給できる	● 酸素流量は60L/分まで、酸素濃度は100%まで設定できる
粘膜線毛クリアランスの最適化	● 人工呼吸器と同程度の加温加湿をすることによって鼻粘膜の刺激を抑え、粘膜線毛機能の最適化が図れる
解剖学的死腔を洗い流す	● 高流量ガスを鼻咽頭に直接供給するため、鼻咽頭のCO_2を洗い流すことができる ● これによりCO_2除去を促進する換気量の割合が増加したり、吸気抵抗を減少させたりすることで呼吸仕事量を減少させることができる
少量のPEEP効果	● 高流量ガスを鼻咽頭に直接供給するため、気道に陽圧がかかり、少量のPEEP (positive end expiratory pressure)様の効果が得られる ● 口の開閉により陽圧効果は変わるため、PEEP効果は確実なものではない
食事や会話の制限を受けない	● 高流量システムでありながら鼻カニューラであるため、食事や会話時にマスクをはずすことなく酸素療法を継続できる

HFNCの目的

● 上記メリットにより、ガス交換の改善や呼吸仕事量の減少を図ることが、HFNCの目的です。

HFNCの適応

● 通常の酸素投与、リザーバーマスクでもSpO_2が90%以下である
● 強い息切れを呈し、呼吸仕事量の増加が強く疑われる

HFNCの役割

● HFNCによりNPPVの装着を回避した事例も報告されていますが、HFNCはあくまで酸素療法であり、換気のサポートが必要な場合は、NPPVや人工呼吸器の代替にはなりません。
● HFNCを装着して60分以内に右のような呼吸状態の改善を示す徴候が認められない時は、人工呼吸器管理を検討する必要があります。

呼吸状態の改善を示す徴候

● 呼吸数の減少
● 呼吸困難感の改善
● 鎖骨上窩の陥没(努力呼吸)の減少
● 胸腹部の非同調の減少
● 酸素飽和度の改善
● 心拍数の減少

注意！ ◎非侵襲的換気を含む人工呼吸器管理への移行時期を見誤らない！

② 気管挿管・抜管

気管挿管とは、確実な気道確保の手段であり、上気道閉塞の改善や機械的な人工呼吸を主な目的として実施されます。気管挿管の方法には、経口挿管、経鼻挿管、気管切開が挙げられますが、緊急時は経口挿管が第一選択となります。

🐾 気管挿管の患者の準備

1 患者説明

● 挿管の目的、鎮静薬で眠くなること、覚醒時に発声できないこと、コミュニケーション方法、改善したら抜管すること、看護師がそばにいることなどを簡潔に説明します。

2 モニタリングの準備

● 心電図モニター、パルスオキシメータ、血圧モニターを装着します。

3 ポジショニング

● 患者を水平仰臥位にし、頭部はベッド上端に位置します。頭部にベッド柵がある場合は外し、頭側に術者が入れるスペースを確保します。

● **スニッフィングポジション**をとります。

注意！ ◎頸椎固定の必要性がある患者には禁忌！

スニッフィングポジション

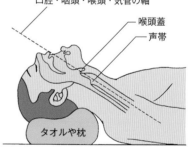

口腔・咽頭・喉頭・気管の軸

喉頭蓋
声帯

タオルや枕

● 鼻を突き出して匂いを嗅ぐような体位

注目！
枕やタオルを用いて頭部を挙上し後屈させると、各軸の方向が一直線となり、声門を直視しやすくなります。

4 義歯の確認

● 装着している場合は取り外します。

5 口腔吸引

根拠

● 挿管時の誤嚥防止のため必要に応じて行います。

6 前酸素化

● 挿管中には換気が中断されるため、低酸素血症を防ぐ目的で、気管挿管の前にバッグバルブマスク（BVM）やジャクソンリースを用いて手動換気を行い、十分にSpO_2を上昇させておきます。

☙ 気管挿管の物品の準備

■ 気管挿管セット

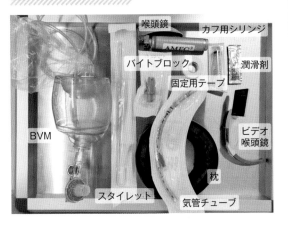

喉頭鏡
カフ用シリンジ
バイトブロック
固定用テープ
潤滑剤
BVM
ビデオ喉頭鏡
枕
スタイレット
気管チューブ

注意! 潤滑剤は、リドカイン非含有ゼリーが推奨されています。リドカインはアレルギーを要因としたショックを起こすことがあります。

これも覚えておこう！

ビデオ喉頭鏡
ビデオ喉頭鏡は、モニター画面で声門を確認しながら気管チューブを挿入できる器具です。挿管が困難であった場合の手段として、あらかじめビデオ喉頭鏡を準備しておくことが望ましいです。ただし、嘔吐や口腔出血などがある場合は視野不良になりやすく効果が期待できません。

■ 喉頭鏡の準備

● 喉頭鏡のブレードは曲型（マッキントッシュ）と直型（ミラー）の2種類があります。通常、成人には曲型、直型は肥満や首の短い患者、小児に用います。

注意! ブレードとハンドルをセッティングし、ライトが点灯するか確認しておきます。

讃井將満．"侵襲的気道確保の方法と管理"，人工▶呼吸管理実践ガイド．道又元裕ほか編．東京，照林社，2009，178 より

チューブサイズ、経口挿管時の口角におけるチューブの深さ、喉頭鏡ブレードのサイズの目安

	チューブ内径(mm)	チューブの深さ(cm)	喉頭鏡ブレード
成人女性	7.0～7.5	19～22	マッキントッシュ型No.3
成人男性	8.0～8.5	21～24	マッキントッシュ型No.4
新生児	3.0	9～11	ミラー型No.0
6～12カ月	3.5	10～12	ミラー型No.1
2歳まで	3.5～4.0	12+年齢/2	ミラー型またはマッキントッシュ型No.1～No.3
～10歳	4+年齢/4		
～15歳	6.5～7.0		

■ 気管チューブの準備

1 チューブサイズを術者に確認します。

2 カフを膨らませ破損がないか確認します。確認後は空気を抜いておきます。

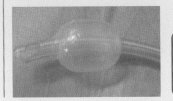

3 スタイレットを気管チューブに挿入します。

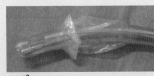

注意! ◎スタイレットが気管チューブ先端を越えないように！

4 潤滑剤をカフ周囲に塗布します。

5 チューブは先端の清潔を保持した状態で準備します。

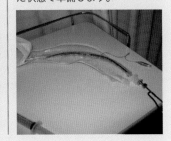

▨ 薬剤・救急カートの準備

● 医師の指示により、鎮静薬や鎮痛薬などの薬剤を準備します。
● 急変時に備えて、救急カートを準備します。
● 人工呼吸療法を目的とする場合は、人工呼吸器の準備、体動確認をしておきます。

🐾 挿管介助の実際

 注意！ 介助者は術者の右側に（例外の場合あり）立って介助します。

1️⃣ 喉頭鏡を渡す

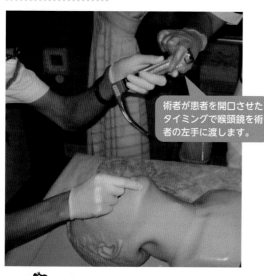

術者が患者を開口させたタイミングで喉頭鏡を術者の左手に渡します。

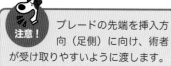 **注意！** ブレードの先端を挿入方向（足側）に向け、術者が受け取りやすいように渡します。

2️⃣ 喉頭展開

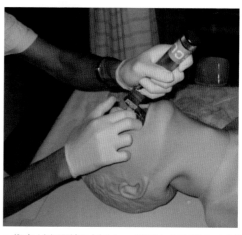

● 術者が喉頭鏡を挿入し、喉頭から声門までを確認します。
● 誤嚥の危険性がある場合、介助者は輪状軟骨圧迫（セリック法）を行い、食道を閉塞します。
● 喉頭展開で声門の観察ができず、術者の指示があった場合、甲状軟骨を上右後方へ圧迫します（BURP法）。

輪状軟骨圧迫（セリック法）

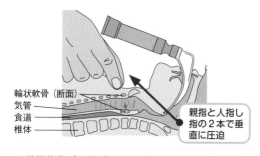

輪状軟骨（断面）
気管
食道
椎体

親指と人指し指の2本で垂直に圧迫

● 輪状軟骨（のどぼとけの下）を頸椎椎体へ向けて後方へ押し、食道を圧迫します。

BURP法

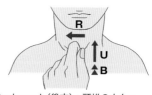

Backward（後方）：頸椎の方向へ
Upward（上方）：可能な限り上方へ
Rightward：正中よりわずかに右方へ
Pressure（圧迫）：甲状軟骨を圧迫する

◀ 倉橋順子，近藤葉子．"気管挿管"．はじめての手術看護．大阪，メディカ出版，2009，23 より

③ 気管チューブの挿入

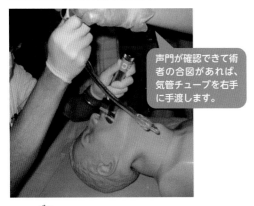

声門が確認できて術者の合図があれば、気管チューブを右手に手渡します。

注意！
- 術者が喉頭から目を離さずに気管チューブを挿入できるように、確実に手渡します。
- カフチューブが落ちて術者の視野を妨げることのないように、しっかりと把持します。

④ スタイレットの抜去

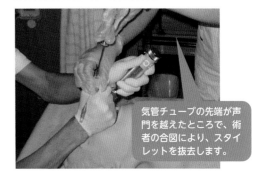

気管チューブの先端が声門を越えたところで、術者の合図により、スタイレットを抜去します。

注意！
挿入したチューブが抜けないように、術者とともにしっかりと把持しながら行います。

⑤ カフエアの注入

- エアリークがないようにカフを膨らませます（10mL程度）。
- 気管チューブ固定後、カフ圧計を用いて調整します。

⑥ 気管チューブの位置確認

- 手動換気を行いながら、チューブが気管に挿入されているか確認します。

☑ **視診**：胸郭の挙上、左右差の有無
☑ **聴診**：エア入りの有無、左右差の有無→**5点聴診法**

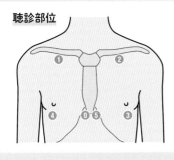

聴診部位

❶❷左右前胸部
❸❹左右側胸部
❺心窩部

❺心窩部　ボコボコ音（水泡音）が聴取される
（胃内の空気流入を意味する）
　　　　→食道挿管

❶❷左右前胸部
❸❹左右側胸部
｝左右対称な呼吸音が聴取されない
　→チューブの位置が不適切

これも覚えておこう！

聴診の手順
聴診による確認は、まず心窩部で胃への送気音を確認します。その後に5点聴取をします。左右前胸部と左右側胸部、そして心窩部の5点です。心窩部が2回重複しますが、食道挿管の否定のために、最後に再度胃への送気音を確認することが推奨されています。

☑ 呼気時の気管チューブ内腔のくもり
☑ CO₂ディテクターの使用

- 気管チューブに装着し、色調が変化すればCO₂の呼出を意味し、気管挿管成功と判断します。

これも覚えておこう！

カプノグラフィ
カプノグラフィは気管チューブの位置確認や、心肺蘇生時の肺血流の評価に使用することが各種ガイドライン[1]で推奨されています。挿管により$P_{ET}CO_2$（呼気終末二酸化炭素分圧）の検出が可能となり、気管チューブが適正に留置されたことを確認できます（食道挿管になった場合、$P_{ET}CO_2$は0mmHgとなります）。

注意！

◎いずれの方法も完全ではないので、必ず複数の方法で確認！
◎食道挿管の場合には、すぐに気管チューブを抜去し、手動換気を行う！

7 気管チューブの固定 ◀ 標準的な挿入長はp.59表参照。

- 患者が気管チューブを噛むリスクがある場合には、バイトブロックを挿入します。

8 人工呼吸器装着

- 人工呼吸器装着前に、配管や回路が適切に接続されているか、ストッパーがかかっているか、換気モードや設定は正しいか、作動しているか確認してから装着します。

注意！

焦っていると上記を確認せずに人工呼吸器を装着することがあります。とくにストッパーを忘れると、気管チューブに装着されたまま人工呼吸器が動いて、せっかく入った気管チューブの位置がずれたり、予定外抜去につながったりすることがあります。

9 気管チューブ先端位置の確認（胸部X線写真）

- 気管チューブ先端が、**気管分岐部より5±2cm上**にあることを確認します。

注意！

◎**深すぎる** →右肺の片肺挿管につながりやすく、一側性の無気肺につながる危険があります。
◎**浅すぎる** →エアリークを起こして十分な換気ができず、低酸素血症につながる危険があります。

🐾 抜管の手順

- 人工呼吸器が必要となった原因が改善されている場合は、人工呼吸器からの離脱を検討します。
- 人工呼吸器からの離脱は気管チューブを抜去するだけでなく、鎮静薬、人工呼吸器、人工気道の3つから離脱できるのかを評価する必要があります。

Step1：SAT（spontaneous awakening trial）

- まずは、鎮静薬からの離脱が可能か、つまり覚醒が得られるかの評価です。
- 鎮静薬を中止または漸減し、30分〜4時間程度、鎮静スケール（RASS：Richmond Agitation-Sedation Scale）を使用して評価します。RASS −1〜0程度であり、不整脈や頻呼吸、SpO_2の低下がなければクリアです。

注意！ SATの時、鎮痛薬は中止してはいけません。

Step2：SBT（spontaneous breathing trial）

- SATが成功したら、次は人工呼吸器のサポートから離脱が可能か、つまり自発呼吸が十分あるのかの評価です。
- 酸素化が十分か、血行動態が安定しているか、十分な吸気努力があるか、異常呼吸パターンはないか、全身状態が安定しているか確認します。
- SBTは、換気モードをCPAPにする、またはTピースにデバイスを変更し、30分から2時間以内で行います。

注意！ 2時間以上かけても結果は変わりません。2時間以上かかる場合は、呼吸負荷になるため、一度もとの設定（鎮静薬も再開）に戻し、成功しない理由を考えます。

Step3：抜管

- SBTが成功したら、やっと抜管です。しかし、すぐに抜管するのではなく、抜管後の再挿管のリスクを抜管前に評価します。

再挿管のリスク

以下のリスクのうち1つでも該当する場合は、カフリークテストを行うことが推奨されています。
カフリークテストが陽性であれば、抜管前からステロイド投与や利尿による浮腫軽減などの介入を行います。

- ☑ 48時間以上の長期挿管
- ☑ 女性
- ☑ 大口径気管チューブ
  （一般的には8.5mm以上）
- ☑ 挿管困難
- ☑ 外傷

根拠 カフリークテストとは、気管チューブのカフの空気を抜き、声漏れ（空気漏れ）がないか確認することです。声漏れがなければ喉頭浮腫の可能性が高いと判断します。

🐾 抜管準備

1 患者への説明

- 気管チューブが不要になった理由、抜管手技、抜管後の酸素療法について説明し、理解の促進と不安の軽減に努めます。
- **患者に咳・深呼吸の必要性**を説明し、理解と協力を得ます。

根拠 気道クリアランスを維持するため。

2 物品の準備

- 手動換気マスク（バッグバルブマスクもしくはジャクソンリース）
- 気管・口腔吸引カテーテル、吸引装置
- シリンジ
- 簡易酸素マスク、鼻カニューラ
- **気管挿管セット**
- 救急カート

注目！

気管チューブは挿入中のサイズと、必ず1サイズ細い気管チューブも用意しておきましょう。

根拠

気道浮腫により同径チューブが挿入困難な場合があるため。

🐾 抜管の介助

①患者の体位をセミファーラー位もしくは座位にします。
②口腔吸引を（必要時は気管吸引も）行います。
③**胃内容物を吸引します。**
④気管チューブの固定テープをはがします。
⑤シリンジでカフエアを抜きます。
＊医師が気管チューブを抜きます。
⑥口腔吸引を行います。
⑦簡易酸素マスクもしくは鼻カニューレを装着します。

根拠

胃管挿入時には誤嚥予防のために行います。

🐾 抜管後の観察

- 抜管後は、呼吸不全や再挿管の可能性を念頭において、バイタルサインや呼吸状態を観察します。

▰ 観察項目

☑ 意識レベル

☑ 呼吸様式、呼吸回数、呼吸音、経皮的動脈血酸素飽和度（SpO_2）、呼吸困難感

☑ 血圧、脈拍

☑ 咳嗽反射の有無、自力での排痰が可能か、気道分泌物の量・性状

☑ 上気道狭窄の有無

☑ 嗄声の有無

☑ 喘鳴

③ 気管チューブ管理・カフ圧調整

気管チューブの固定は、皮膚粘膜障害を起こさないように配慮しながら、適切な深さを保持し、予期せぬ抜管を起こさないように確実に行います。カフ圧は、カフ圧計を用いて調整し、適切な圧を維持します。

🐾 気管チューブ管理

🦷 固定方法

- 必ず**2人で行います**(医師とともに行うことが望ましい)。
- ひげ・皮脂・水分は除去します。

> 🐶 **注目！**
> 1人はチューブが移動しないように保持し、もう1人が固定を行います。

🦷 テープを用いた固定方法

- 鎮静深度の評価(体動の状況)や唾液の量などをふまえて、固定方法を選択します。
- 一般的に気管チューブを中心に固定のベクトルが多いほど固定力が強くなります。

固定方法の例 （ここに示すのは一例です。施設の基準・手順に沿って実施してください）

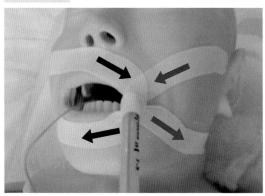

4面固定①

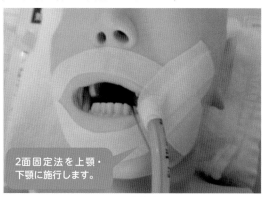

2面固定法を上顎・下顎に施行します。

4面固定②

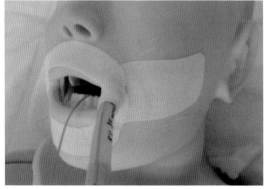

3面固定

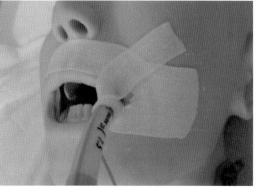

2面固定

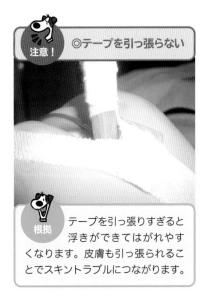

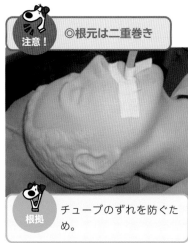

注意！ ◎テープを引っ張らない

注意！ ◎根元は二重巻き

根拠

テープ交換

● 唾液や口腔ケアの洗浄液によりテープの緩みを生じた場合は速やかに固定テープを交換します。

● 実施後は呼吸音・胸郭運動に左右差がないか確認します。

根拠　テープを引っ張りすぎると浮きができてはがれやすくなります。皮膚も引っ張られることでスキントラブルにつながります。

根拠　チューブのずれを防ぐため。

皮膚粘膜障害の予防

● 伸縮性・通気性・吸湿性のある低刺激性のテープを選択します。

● テープをはがす際には、剥離刺激を与えないようにします。

● 皮膚に緊張を与えず、皮膚の凸凹に合わせてテープを貼ります。

● 圧迫による**潰瘍予防**には、皮膚保護材を使用します。

バイトブロック

● バイトブロックは、咬合による気管チューブの閉塞や損傷予防を目的に使用します。

● 歯牙がない・欠損している場合や鎮静深度が深くチューブを咬合するリスクがない場合は不要です。

潰瘍形成予防

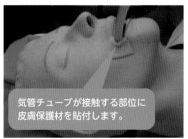

気管チューブが接触する部位に皮膚保護材を貼付します。

注目！

バイトブロックにより口唇や舌の粘膜障害を発症するリスクがあるため、必要時のみ使用しましょう。

テープ以外のデバイスを用いた固定方法

● テープ以外のデバイスを用いた固定方法もあります。

● 固定力が強いもの、皮膚障害を起こしにくいものがあります。

トーマスチューブホルダー

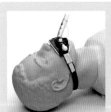

● 固定力が強く、すばやく確実に固定できるため、緊急時に使用されることが多い

● 口腔がほとんど覆われてしまい、口腔ケアはしにくく、皮膚障害を起こしやすい

画像提供：レールダルメディカルジャパン株式会社

アンカーファスト

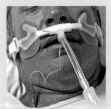

● ハイドロコロイド剤を使用しており、皮膚障害を起こしにくい

● 気管チューブの位置を左右に変更でき、口腔ケアが容易

※アンカーファストはHollister社の商標です。

画像提供：アルケア株式会社

🐾 カフ圧調整

■ カフの役割

肺内ガスの
エアリークの予防

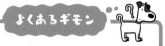

よくあるギモン

カフ圧を適正圧にすれば下気道への垂れ込みは予防できるの？
カフ圧を適正にしても、口腔分泌物や消化管逆流物の下気道への垂れ込みを防止することはできません。垂れ込むことを前提に口腔ケアや体位調整をすることが重要です。

■ 適切なカフ圧の維持

カフ圧の設定

- 気管壁の細動脈血管の血圧は、25 〜 30mmHg（34 〜 40.8cmH$_2$O）程度です。<u>高圧では気管粘膜組織の虚血や壊死が生じる</u>ため、30cmH$_2$O 以上には設定しません。 ‥‥‥ 根拠

- <u>低圧では肺内ガスのエアリークにより換気量が低下します。また、20cmH$_2$O より低いカフ圧は肺炎発生との関連性が報告されています。</u> ‥‥‥ 根拠

- カフ圧は 20 〜 30cmH$_2$O で維持されることが望ましく、カフ圧は経時的に低下することやカフ圧調整手技によって低下することを考慮して **27 〜 30cmH$_2$O** で設定します。

注意！ カフ圧が適正値で維持されていれば気管粘膜下の血流は保持されているため、定期的にカフを虚脱させる必要はありません。かえってカフ上部に貯留した分泌物を気管内に流入させることになります。

シリンジを用いた調整方法

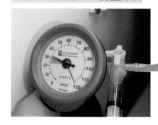

三方活栓を閉じた状態でカフに接続し、先にカフ圧計の内圧を30cmH$_2$O程度に上げてから、三方活栓を開放します。

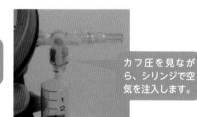

カフ圧を見ながら、シリンジで空気を注入します。

調整の間隔

- カフ圧は経時的に低下し、患者の体位の変化などでも変動します。
- 調整間隔に定められたものはなく、設定時・吸引時など頸部の聴診と合わせて1日数回、カフ圧計を用いて調整します。

自動カフ圧計

- カフ圧を電子制御するデバイスが複数社から販売されています。
- 常時接続で、適正圧を一定に維持できるため、汎用されています。

スマートカフ®

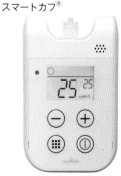

画像提供：スミスメディカル・ジャパン株式会社

④ 人工呼吸器

人工呼吸器とは、呼吸機能が停止あるいは低下した患者に対し、主に換気を機械的に代行もしくは補助する生命維持装置です。

👣 人工呼吸療法の目的

- 換気の維持
- 酸素化の改善
- 呼吸仕事量の軽減

> 有効な換気量を確保して、二酸化炭素の排出と酸素の取り込みを促進し、身体の恒常性を保ちます。呼吸仕事量を軽減し、呼吸筋の負荷を減少させます。

- 全身管理の一環

> 侵襲の大きな手術を行った後の予防的人工呼吸など。

👣 人工呼吸の原理

自然呼吸と人工呼吸のしくみ

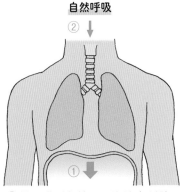

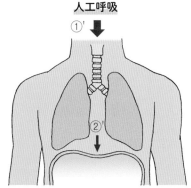

- ①横隔膜が収縮し、胸腔内が陰圧になることで②肺内へ空気が流入します。

- ①'人工呼吸器から肺内へ空気が流入することで胸腔内圧が陽圧になり、②'横隔膜が押し下げられます。

人工呼吸の方法

気管挿管や気管切開を行い、人工気道を留置する侵襲的陽圧換気（invasive positive pressure ventilation：IPPV）

鼻マスクか顔マスクを用いた非侵襲的陽圧換気（non-invasive positive pressure ventilation：NPPV）

＊気管切開下陽圧換気を TPPV（tracheostomy positive pressure ventilation）ともいう。

❀ 人工呼吸器の取り扱い

■ 人工呼吸器回路のチェックリスト（加温加湿器使用の場合）

ハミルトンC6

☑ 設定は指示どおりになっているか
☑ アラーム設定は適切か

☑ 電源は入っているか
☑ 設定温度は適正か
（チャンバーも触れて確認する）
☑ チャンバーに蒸留水は入っているか

☑ 回路は正しく接続されているか
☑ 回路ホースに破損・亀裂や接続の
ゆるみはないか
☑ 回路内に水が貯留していないか

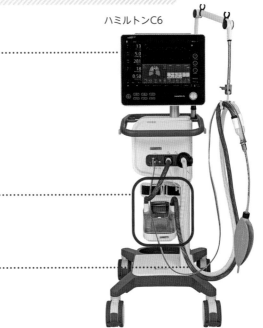

画像提供：日本光電工業株式会社

☑ アウトレット
に正しく接続
されているか

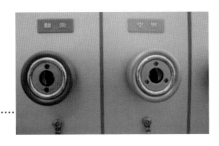

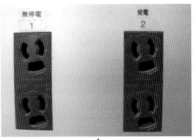

☑ コンセントは非常用電源（緑色または赤色）に接続されているか

■ 加温加湿の必要性

- 自然呼吸時は、吸入した大気ガスは上気道から気管分岐部に達するまでに粘膜から熱と水分を吸収して加温加湿されます。
- **アウトレットから人工呼吸器へ供給される医療用ガスは冷たく乾燥しており、このままのガスを吸入すると気道粘膜の障害や気道分泌物が硬くなり気管チューブ内腔の閉塞を招きます。**そのため、加温加湿器が必要となります。 ...... 根拠
- 加温加湿装置には、人工鼻と加温加湿器があります。

人工鼻 （heat and moisture exchanger：HME）

- 患者自身の呼気中の熱・水分を蓄え、次の吸気時に放出するしくみです。
- 人工鼻の種類には、通常の加温加湿機能を有するものと、バクテリアフィルタを備えたもの（filter-heat and moisture exchanger：F-HME）があります。

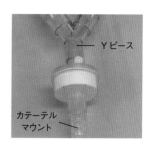

Yピース

カテーテル
マウント

人工鼻のメリットとデメリット

メリット	デメリット
・加温加湿器と比較すると、呼吸回路が単純で回路トラブルの危険性が少ない ・回路内に水分が凝結しないため感染の危険性が低い ・電気的トラブルや過剰加熱の危険性がない	・死腔(ガス交換に関与しない気道容積)が増大する ・使用禁忌症例がある

人工鼻の禁忌

① 大量の気道分泌物がある患者
② 粘稠度の高い気道分泌物がある患者
③ 血性の気管分泌物のある患者
④ 低体温療法中の患者（＜32℃）
⑤ 呼気時の一回換気量が吸気の70％以下である患者
　（カフなしチューブ、カフ周囲からのリークがある場合）
⑥ 拘束性肺疾患
⑦ 気管支胸膜瘻のある患者
⑧ 気道熱傷のある患者
⑨ 人工鼻の気流抵抗や死腔が無視できない患者

中田諭．"加温・加湿は、人工鼻か加温加湿器＋ホースヒーターで行う"．根拠でわかる人工呼吸ケア ベスト・プラクティス．道又元裕編．東京，照林社，2008，60 より改変

注意！

◎分泌物の付着の有無、量、性状、気道内圧を注意深く観察！
- 人工鼻に汚染や目詰まりがあると呼吸抵抗の増大につながります。

◎加温加湿器やネブライザーの併用は禁忌！
- 誤って併用した場合、人工鼻の水分含有量が増し、呼吸抵抗の増大につながります。

加温加湿器

- チャンバー(貯水槽)の滅菌蒸留水を加温し、吸気ガスをその水面で接触させて水蒸気を含ませる方法（pass-over型）が主流です。
- 加温加湿器の湿度基準は、Williamsは「温度37℃、相対湿度100％、絶対湿度44mg/L」としています[1]。

注意！　◎電源の入れ忘れに注意（人工呼吸器とは別電源）！

適切な加温加湿の評価指標

① 喀痰が軟らかくなっていること
② 吸気回路終末部に配置した温度モニターで適温（35 ～ 39℃）になっていること
③ 吸気回路末端付近で内面に結露していること
④ 気管チューブ内壁に結露、水滴があること
⑤ 気管内吸引カテーテルが気管チューブにスムーズに入ること
＊人工鼻使用下では①・④・⑤ を指標にする

磨田裕. "加温加湿". 新版 図説 ICU ―呼吸管理編. 沼田克雄ほか編. 東京, 真興交易医書出版部, 1996、311 より改変

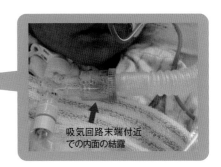

吸気回路末端付近
での内面の結露

🐾 NPPV

● NPPV（非侵襲的陽圧換気）とは、気管挿管・気管切開などの侵襲的処置を行わず、マスクを通して気道に陽圧を加えることで、呼吸機能を代行・補助する方法です。

NPPVの禁忌

禁　忌
● 心停止、呼吸停止
● 肺以外の臓器不全
・重篤な脳疾患
・重篤な消化管出血
・不安定な血行動態
・重篤な不整脈
● 顔面の手術後、外傷、奇形
● 上気道閉塞
● 気道確保が不能
● 非協力的
● 気道分泌物排出が不能
● 誤嚥の危険性が高い

竹田晋浩. どんな患者にどの機種を使うのか. 呼吸器ケア. 4 (11), 2006, 69 より

NPPVのメリット・デメリット

メリット	気管挿管・気管切開に伴う合併症の軽減 ● 実施手技に伴う出血や損傷などが回避できる ● 感染リスクが低下する ● 自己抜管の心配がない QOL の向上 ● 会話や食事が可能である ● 着脱（導入と中断）が容易である ● 鎮静薬の減量（もしくは不要）が可能である
デメリット	● 患者の協力が必要である ● 気道と食道の分離が不可能で、食道にも陽圧がかかる（嘔吐や誤嚥のリスク） ● 高い気道内圧が維持できない（呑気やリークのため） ● マスクによる圧迫や潰瘍形成のリスクがある

濱本実也. "NPPV". 人工呼吸管理実践ガイド. 道又元裕ほか編. 東京, 照林社, 2009, 150 より一部改変

注目！

NPPVの成否は、患者の理解と協力に大きく左右されます。NPPVは侵襲度は低いですが、マスクと高流量のガスが供給される圧迫感は相当なものであることを理解して、患者がNPPVを受け入れられるように援助することが重要です。

NPPV用人工呼吸器

● NPPVは、NPPV用人工呼吸器を用いる場合と、IPPVに使用する人工呼吸器でNPPVを実施できるモードを持つ機種を用いる場合があります。
● NPPV用人工呼吸器は急性期用と慢性期・在宅用に大別されます。

急性期NPPV用人工呼吸器BiPAP® Vision® 回路の特徴

- 圧縮酸素のみを本体に供給し、圧縮空気は必要としません。
- エアフィルタを通して室内空気を取り込み、ブロアモータと呼ばれるフロー発生装置で瞬間的に高流量のガスが供給されます。
- ブロアモータの送気能力は最大100〜240L/分であり、多少のリークや促迫した患者の呼吸にも十分対応できます。
- リークの許容範囲は50〜60L/分です。
- 呼気ポートからは、吸気・呼気を通じて常にリーク（intentional leak）が生じています。また、マスクのずれや鼻マスク使用時の開口などによる予期せぬリーク（unintentional leak）も生じるため、これらのリークを前提として本体で自動的に流量を調整し、設定圧や吸気・呼気トリガ感度を維持できるように設計されています。

注目！

吸入酸素濃度は、本体内に内蔵されているブレンダーによって調整されます。

注意！

呼気は呼気ポートから排出されるため、呼吸回路は送気用の1本のみです。呼気ポートの閉塞は高二酸化炭素血症や高い気道内圧による圧外傷を招くため、絶対に呼気ポートを塞いではいけません。

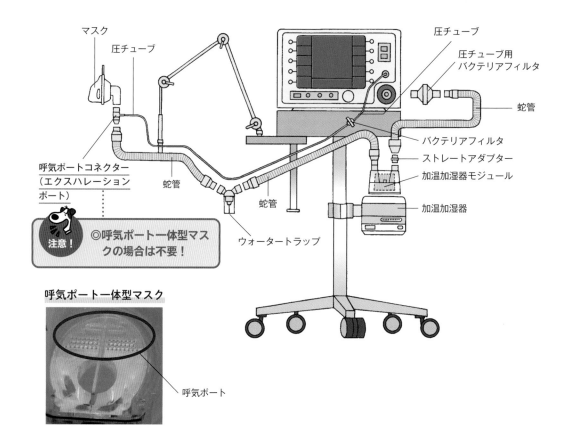

マスク
圧チューブ
呼気ポートコネクター（エクスハレーションポート）
蛇管
蛇管
ウォータートラップ

注意！ ◎呼気ポート一体型マスクの場合は不要！

圧チューブ
圧チューブ用バクテリアフィルタ
蛇管
バクテリアフィルタ
ストレートアダプター
加温加湿器モジュール
加温加湿器

呼気ポート一体型マスク

呼気ポート

NPPV施行時のアラームと対処法

- NPPVの場合でも基本的なアラームの種類はIPPVと同じです。しかし、NPPVは完全閉鎖の回路ではなく、ある程度のリークがあるのは正常であり、それを見越したアラーム設定となります。
- 気道内圧低下アラーム、分時換気量低下アラームでは、マスクからのエアリークが原因の1つとなります。対処方法としては、マスクのフィッティング調整、マスク交換が必要となります。

■ NPPVのマスクの種類と特徴

	鼻マスク	フェイスマスク （口と鼻を覆う）	トータルフルフェイスマスク （顔全体を覆う）
種類			
適応	• 亜急性期、慢性呼吸不全など 　長期間使用する患者 • 鼻呼吸が可能な患者	• 急性期 • 口呼吸している急性期患者	• 急性期 • 他のマスクではリークが発生する 　患者
利点	• 圧迫感・閉塞感が少ない • 視野が広い　• 開口が容易 • 会話に支障をきたさない • 分泌物の喀出が容易 • 死腔が少ない	• 口呼吸、鼻呼吸ともに対応できる • 開口しても酸素化が維持できる • 高い圧がかけられる	• 顔面のスキントラブルが少ない • リークが少ない • ワンサイズのため、サイズ選定が 　不要
欠点・ 注意点	• 開口によりリーク量が増加する • 鼻閉感があると使用できない • 鼻根部、頬部に皮膚損傷のリスク 　がある	• 圧迫感、閉塞感が強い • 会話がしにくい • 飲食時や吸引時にはマスクを外す 　必要がある • 嘔吐、誤嚥のリスクがある • 鼻根部、頬部に皮膚損傷のリスク 　がある	• 眼が乾燥しやすい • 顔の大きさによっては使用できな 　い • マスクが大きく、死腔が大きい • 排痰や吸引時にマスクを外す必要 　がある • 会話がしにくい

■ 適切なマスクの選択

- トータルフェイスマスクはワンサイズですが、鼻マスク、フェイスマスクはサイズ別に分かれています。
- マスクが大き過ぎるとマスク周囲からリークが起こり、小さ過ぎるマスクでは強い圧迫感によるマスク不快や皮膚損傷などの合併症を起こす可能性があります。

注目！

マスクのフィッティング調整、リークの制御はNPPV成功要因の1つです。それぞれのマスクの利点・欠点を理解し、患者に適切なマスクやサイズを選択します。

■ マスクの固定

- ベルトを調整して締めます。
- ベルトは接着面にかかる圧力が左右均等になるようにし、皮膚障害を予防します。

注意！ 若干のリークであれば機械が補正するため、ベルトをきつく締め過ぎないようにします。

■ NPPVの換気モード

● NPPV（非侵襲的陽圧換気）には、NPPV専用器と、通常の人工呼吸器でNPPVを実施できるモードを持つ機種があります。

NPPV専用器と通常の人工呼吸器の換気モードの比較

NPPV専用器	S (spontaneous)	T (timed)	S/T (spontaneous／timed)	CPAP
NPPV機能付き人工呼吸器	PSV	PCV	PCVのバックアップ付きPSV	CPAP

濱本実也. "NPPV". 人工呼吸管理実践ガイド. 道又元裕ほか編. 東京, 照林社, 2009, 150 より一部改変

IPAP・EPAPと気道内圧の関係

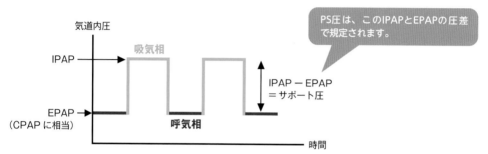

PS圧は、このIPAPとEPAPの圧差で規定されます。

濱本実也. "NPPV". 人工呼吸管理実践ガイド. 道又元裕ほか編. 東京, 照林社, 2009, 151 より

NPPV専用器でよく用いられる換気モード

Sモード	● 自発呼吸をトリガし作動するモード。自発呼吸がない場合には使用できない。 ● IPAP、EPAPの設定が必要。設定されたIPAPの送気を行う。 ● 呼吸回数、吸気・呼気時間はすべて患者の自発呼吸に合わせる。 ● 通常の人工呼吸器ではPSVモードに該当する。
Tモード	● 設定した呼吸回数で調節換気を行うため、自発呼吸の有無にかかわらず、設定されたIPAP、EPAPの送気を行う。 ● IPAP、EPAP、呼吸回数、吸気時間の設定が必要。 ● 通常の人工呼吸器ではPCVに該当。
S/Tモード	● 自発呼吸に対してSモードが作動し、設定時間内に自発呼吸を感知しないとバックアップとしてTモードが作動するモード。 ● 通常の人工呼吸器ではPCVのバックアップ付きPSVに該当。
CPAPモード	● 自発呼吸の吸気相・呼気相ともに気道内を陽圧に保つ。換気補助はしない。 ● 通常の人工呼吸器でもCPAPという。

⑤ 換気モード

患者が人工呼吸器と安全・安楽に共存し、かつ適切な時期に離脱するためには、患者の呼吸状態に適した換気モードが設定されていなければなりません。モードとは、換気のしかた、または換気の方法のことです。まずは、基本的な換気モードを理解しましょう。

🐾 VCVとPCV

● 換気量を規定する設定には量規定換気（volume control ventilation：VCV）と圧規定換気（pressure control ventilation：PCV）があります。

▨ VCVとPCVの違い

VCV：ガスを送り込む量（換気量）を決める

PCV：ガスを送り込む圧力を決める

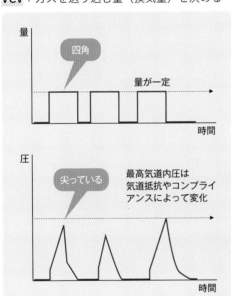

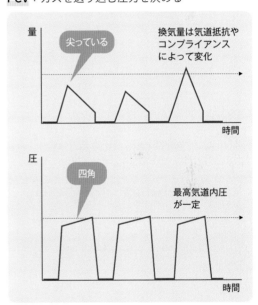

竹内知恵ほか. 気管挿管による人工呼吸. 呼吸器ケア. 9（4），2011，33より一部改変

	VCV	PCV
メリット	**一回換気量が保たれる** ・気道抵抗が高くても設置したガスは送られる	**最高気道内圧を制限できる** ・肺胞の過膨張による肺損傷を予防できる **不均等換気を少なくできる** ・吸気の最初から設定圧まで上がるため、膨らみにくい肺胞にも空気が入りやすい
デメリット	**肺損傷のリスクがある** ・肺のコンプライアンス（膨らみやすさ）が悪い場合でも、設定したガスが送られるため、気胸などの圧損傷のリスクがある	**肺の状態によって換気量が左右される** ・肺のコンプライアンス（膨らみやすさ）が悪い場合やチューブが細い（気道抵抗が強い）場合は、換気量が少なくなる

人工呼吸器で使用される
モードは、A/C、SIMV、
CPAP の 3 つです

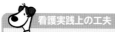

看護実践上の工夫

人工呼吸器は同じモードでありながらメーカーによって名称が異なることがあります。また、メーカー独自のオプション機能（自動的にウィーニングをする、呼吸負荷を軽減させる設定など）が搭載されていることがあります。重要なのは、使用する人工呼吸器のメーカーのモードがどの換気モードに属するのかを確認することです。

🐾 A/C（assist/control ventilation）：補助/調節換気

- A/Cは、強制換気モードです。
- VCであれば設定した「量」、PCであれば設定した「圧」で強制換気を行います。
- A/CのCはコントロールの意味で、自発呼吸がない場合は人工呼吸器が呼吸をコントロールします。
- A/CのAはアシストの意味で、自発呼吸がある場合は自発呼吸にあわせて吸気を送ります。

これも覚えておこう！

自発呼吸と器械呼吸

人工呼吸器のモードは、自発呼吸と器械呼吸の2つに分けられます。自発呼吸は人工呼吸の助けが一切ないわけでなく、「吸い始めも吸い終わりも患者が決める」呼吸です。器械呼吸は、「吸い始めは器械または患者どちらでも決められるけれど、吸い終わりは器械が決める」呼吸です。

根拠 A/C モードでは、設定呼吸回数を減らしても、すべての自発呼吸に同期して強制換気を行うため、ウィーニング（離脱）には適さないモードです。強制換気回数を減らしたい時は、SIMV または CPAP にモードを変更する必要があります。

🔲 調節換気（A/C 自発呼吸なし）

【設定】VCV、呼吸回数10回、1回換気量400mL

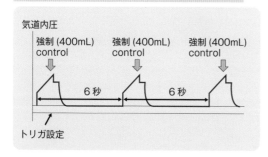

- すべての換気が強制換気で行われます。人工呼吸器は設定された呼吸回数と換気量を患者の肺に送り込みます。
- 自発呼吸がない場合でも、設定された呼吸回数と換気量を保証します。

🔲 補助換気（A/C 自発呼吸あり）

【設定】VCV、呼吸回数10回、1回換気量400mL

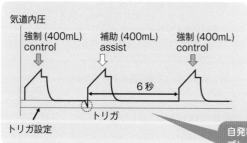

自発呼吸に合わせて強制換気が入るのでプレッシャーサポートは使用できません。

- 自発呼吸をトリガし、すべての吸気に同期して設定した換気が行われるモードです。
- すべての呼吸に一定の換気を送るため、呼吸回数が多すぎると過換気となる場合があります。

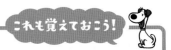

トリガ（trigger）

● 人工呼吸器が自発呼吸を感知し、吸気を開始することをトリガといいます。

圧トリガ	患者の吸気努力で人工呼吸器回路内の圧力が低下した時に自発呼吸を検知する。
フロートリガ	あらかじめ人工呼吸器回路内にベースフローとなるガスを流し、送った量と人工呼吸器に戻った量を比較して（患者が吸気を行うと戻る量が減る）、自発呼吸を検知する。圧トリガより鋭敏に自発呼吸を検知することができる。

● トリガ感度が鈍感であれば自発呼吸を感知せず、トリガ感度が鋭敏すぎると、回路の振動などを自発呼吸と誤認してしまいます。そのため、患者の呼吸状態を観察しながらレベル調整を行うことが必要です。

❀ SIMV (synchronized intermittent mandatory ventilation)：同期式間欠的強制換気

● SIMVとは、最低強制換気回数が保証されるモードです。

● 自発呼吸と同期して強制換気が行われます。設定した強制換気の回数によってトリガウィンドウが決定されており、このウィンドウが開いている間に患者の自発呼吸が感知されると、同期して強制換気が開始されます。

● 換気量を規定する設定は、量規定式（VC）と圧規定式（PC）です。

 注目！

ウィンドウが開いていない時の自発呼吸に対しては、強制換気は行われません。この点がA/Cと異なります。

SIMV 自発呼吸なし

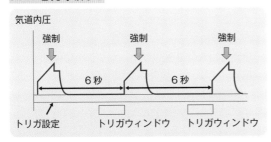

SIMV回数（呼吸回数）＝10回　1回換気量設定500mL

● 自発呼吸が全くないため、6秒に1回強制換気が行われる。

SIMV 自発呼吸あり

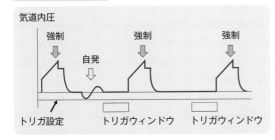

SIMV回数（呼吸回数）10回　1回換気量設定500mL

● 自発呼吸が出現したが、トリガウィンドウ内ではなかったため人工呼吸器による補助はなし（回路内のガスを自発的に吸っただけ）。

SIMV 自発呼吸あり

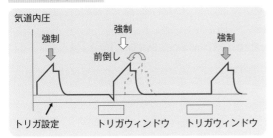

SIMV回数（呼吸回数）10回　1回換気量設定500mL

● 自発呼吸が出現したが、トリガウィンドウ内であったため強制換気を前倒しし、自発呼吸に合わせて強制換気を行う。

📗 SIMV + PS

- PS（プレッシャーサポート）は、自発呼吸に対して一定の圧力で補助する付加機能です。
- SIMV の自発呼吸に PS が加わると、楽に呼吸できるため、呼吸仕事量を減らすために PS を付加することが多いです。

SIMV 自発呼吸あり

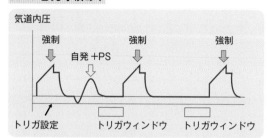

SIMV回数（呼吸回数）10回　1回換気量設定500mL
プレッシャーサポート10cmH$_2$O

- 自発呼吸が出現したが、トリガウィンドウ内ではなかったため人工呼吸器による補助はプレッシャーサポート。

🐾 自発呼吸

continuous positive airway pressure

📗 持続的気道陽圧（CPAP）またはSPONT（spontaneous：自発）

- すべての自発換気で行われるモードです。

CPAPのみ

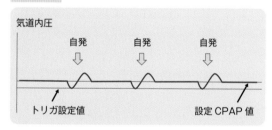

- 吸気相・呼気相ともに気道内を陽圧に保つことで、肺胞の虚脱や酸素化能の改善が期待できます。
- CPAPは換気モードの中で最も生理的に近く、換気障害のない患者やウィーニングの最終段階に使用されます。

> 直訳すると"離乳させる"という意味。人工呼吸に自発呼吸を混ぜながら、次第に自発呼吸部分を多くし、最終的に人工呼吸器から離脱するプロセスを指します。

- 無呼吸バックアップ換気の設定が必要です。

CPAP + PS

- CPAP でも、SIMV と同様に自発呼吸に PS（プレッシャーサポート）を加えることができます。
- 患者が吸っている間だけ圧をかけて自発呼吸を助けます。

注意！　PSをかけないと、気管チューブなどの気道抵抗分、患者の吸気努力が必要となり、呼吸筋の疲労につながります。

📗 付加機能：呼気終末陽圧（positive end-expiratory pressure：PEEP）

- 呼気時、気道は大気に開放されるため気道内圧はゼロになります。PEEPは、肺胞の虚脱を防ぐ目的で、呼気の終わりに圧をかけて陽圧に保つ機能です。
- 肺容量を増大させ肺胞の虚脱や酸素化能の改善をもたらします。
- すべての換気モードで使用できます。

❻ よくあるアラームと対応

人工呼吸器には、患者の管理上におけるトラブルの発生を知らせるアラームが備わっており、アラーム発生時には迅速に対応しなければなりません。アラームは、話せない状況にある患者からの危険を知らせるサインであることを理解して対応することが重要です。

- アラームの設定は、患者ごとに、また設定の変更ごとに見直す必要があります。
- 不適切なアラームは、異常への対応の遅れ、もしくは緊急性のない頻回なアラームにより、スタッフのアラームに対する認識の低下を招きます。

🐾 アラーム対応の手順

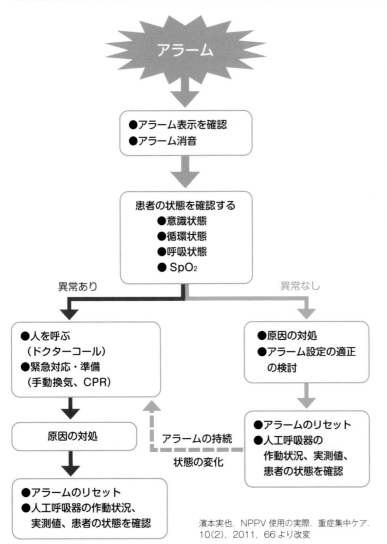

注意！ 原因が機器に問題があった場合や原因を解除したにもかかわらず再度同じアラームが発生する場合は、すみやかに臨床工学技士に報告します。

注目！

人工呼吸器から発せられるアラーム音そのものや、トラブルによって出現する呼吸困難感は患者に生命危機の恐怖を与える可能性があります。アラームに対応する際は、その都度アラームの意味や対処について説明を行うことが必要です。

濱本実也. NPPV 使用の実際. 重症集中ケア. 10(2), 2011, 66 より改変

主なアラームの原因と対処法

	種類	原因	対処法
緊急事態を伝えるアラーム	作動不能アラーム	・人工呼吸器の内部に不具合が生じ、正常な作動ができない場合 [原因] ・人工呼吸器本体の不具合、故障	・ただちに手動換気に切り替える。 ・使用可能な別の人工呼吸器に交換する。
	電源供給異常アラーム	・電源コンセントからの電源供給が遮断（または低下） ・内部バッテリ搭載装置機種では、自動的にバッテリに切り替わり、アラームが発生。内部バッテリの電圧低下時にもアラームが発生 [原因] ・コンセントプラグの接続不具合や電源系統の不具合、故障	・ただちに手動換気に切り替える。 ・コンセントプラグ、電源系統を確認する。それでも解決しない場合は、施設の設備担当へ報告する。 注意！ ◎人工呼吸器は、必ず非常電源または無停電電源に接続する！
	ガス供給圧低下アラーム	・人工呼吸器に供給される酸素、圧縮空気のいずれか（または両方）の供給圧が低下（あるいは供給停止）した場合 [原因] ・酸素アウトレットへの接続の不具合 ・配管ホースの踏みつぶし ・酸素・圧縮空気のいずれか（または両方）の供給停止、供給圧不適正	・ただちに手動換気に切り替える。 ・酸素、圧縮空気の接続を確認する。 ・接続が正しくてもアラームが作動する場合は、施設の設備担当へ連絡する。
致命的な事態を伝えるアラーム	分時換気量低下アラーム	・患者の分時換気量が設定下限値より低下した場合 （リークの検出と自発呼吸の低下による分時換気量の低下を検出） [原因] 【患者側】 ・気道分泌物の貯留 ・肺病変悪化や過鎮静による自発換気量、呼吸回数の減少 ・気管チューブカフ圧不足か破損 【機械側】 ・回路リーク（外れ、破損） ・高すぎるアラーム設定 ・換気量測定センサーの異常	**患者の状態を確認し、必要な対処を行う。** ・気道分泌物の貯留：気管吸引を行う。 ・肺病変の悪化：適切な換気を維持できるように、人工呼吸器設定やアラーム設定の変更が必要なため、医師に報告する。 ・換気回数の低下：鎮静レベルが適切であるか評価する。 ・気管チューブカフ圧を確認し、カフ圧不足時には補充を行う。カフ破損時には気管チューブを交換する。 ・回路の外れ、破損の有無を確認する。
	気道内圧低下アラーム	・気道内圧が設定下限値より低下した場合 [原因] 【患者側】 ・気管チューブカフ圧不足、抜去 ・吸引努力が大きく、吸引流量が追いつかない（気道内圧が上がらない） 【機械側】 ・回路リーク（外れ、破損） ・高すぎるアラーム設定 ・圧センサーの異常	**換気量をモニタリングしながら患者の状態を確認し、必要な対処を行う。** ・SpO$_2$の低下があれば、手動換気に切り替え、原因検索を行う。 ・計画外抜管の場合は、呼吸状態と自発呼吸の有無を確認し、自発呼吸があれば、酸素投与で経過観察する。自発呼吸がなければ手動換気に切り替える。人を呼び、再挿管に備えた準備を行う。 ・気管チューブカフ圧を確認し、カフ圧不足時には補充を行う。カフ破損時には気管チューブを交換する。 ・回路の外れ、破損の有無を確認する。 ・気管チューブ、回路に問題がない場合、適切な換気設定に変更するため、医師に報告する。

	種　類	原　因	対　処　法
致命的事態を伝えるアラーム	無呼吸アラーム	● 無呼吸状態が設定時間より延長した場合。換気モードが PSV、CPAP の時には設定必須のアラーム 原因 【患者側】 ・自発呼吸の消失 【機械側】 ・トリガ感度が鈍感 ・回路の外れ	患者の状態を確認し、必要な対処を行う。 ● 換気量の低下、SpO₂ の低下があれば、手動換気に切り替え、原因検索を行う。 ● 自発呼吸の消失が過鎮静の場合、鎮静レベルの調整を行う。中枢性無呼吸の場合は、適切な換気設定に変更する。 ● 自発呼吸のトリガ不足の場合、トリガ感度を変更する。 ● 回路の外れの有無を確認する。 注意! ◎バックアップ換気機能が付加されている機種では、設定も確認しておこう！
合併症予防のためのアラーム	気道内圧上限アラーム	● 気道内圧が設定上限値を超えた場合 ※最大吸気圧が上限値を超えた時点で吸気相から呼気相に変わるため、過剰な圧が患者にかからないための安全機構がある 原因 【患者側】 ・バッキング ・気道内分泌物の貯留 ・気道狭窄 ・肺コンプライアンスの低下 【機械側】 ・回路の屈曲、閉塞 ・気管チューブの屈曲、閉塞 ・人工鼻の閉塞 ・低すぎるアラーム設定 ・圧センサ異常	呼吸状態を確認し、必要な対処を行う。 ● 気道内分泌物の貯留があれば気管吸引を行う。 ● 気道狭窄や肺コンプライアンス低下があれば、薬剤投与や設定変更を行う。 ● バッキングがあれば、その対処を行う。 ● 回路や気管チューブの屈曲、閉塞の有無を確認する。 ● 人工鼻の閉塞の有無を確認し、あれば交換する。 根拠 気道内圧が上昇すると、圧外傷や気胸、縦隔気腫、皮下気腫を起こすリスクが高くなります。また、胸腔内圧の上昇に伴う循環抑制にもつながるため、早期に問題解決を行う必要があります。
	分時換気量上限アラーム	● 患者の分時換気量が設定上限値を超えた場合 原因 【患者側】 ・1 回換気量の増加 ・呼吸回数の増加 【機械側】 ・呼吸回数や換気量の不適切な設定 ・少なすぎるアラーム設定 ・換気量センサの異常	● 1 回換気量、呼吸回数の確認、呼吸状態の観察と鎮静レベルを評価する。 ● 必要時、設定変更や鎮静薬の調整を行う。
	呼吸回数上限アラーム	● 呼吸回数が設定上限値を超えた場合 原因 【患者側】 ・自発呼吸の増加 ・自発呼吸機能低下（呼吸筋疲労など）による代償性の呼吸回数増加 【機械側】 ・呼吸回路からのリークによる機械的誤作動もしくはトリガ感度の不適切な設定（鋭敏すぎる）によるオートサイクリング	呼吸状態の確認を行う。 ● 気道分泌物の貯留による換気量低下と判断できれば気管吸引を行う。 ● 必要時、適切な換気を行うための設定変更、鎮静薬の調整を行う。 ● 回路リークの有無を確認する。 ● オートサイクリングを発生している場合、トリガ感度を調整する。

バッキング：気道粘膜の刺激によって生じる咳嗽反射のこと。原因は気道内分泌物の貯留、気道粘膜の刺激、人工呼吸器回路内にできた結露の気管内流入、カフトラブルなど。
オートサイクリング：人工呼吸器回路内からのリークや人工呼吸器回路内の結露の揺れを自発呼吸と感知し、換気を行ってしまうこと。

7 手動換気（バッグバルブ マスク・ジャクソンリース）

バッグバルブマスク（BVM）とジャクソンリースは、いずれも手動換気に用いる器具で、緊急時や吸引時に使用するため、即座に使用できる状態で常備しておかなければなりません。事故防止のため、使用方法について理解し、正しく取り扱えることが重要です。

🐾 バッグバルブマスク

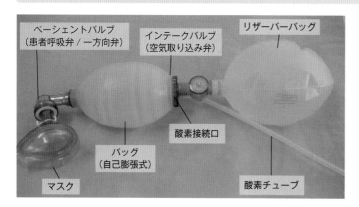

- バッグバルブマスクのことを「アンビューバッグ」と呼ぶことがありますが、このアンビューとはAmbu社が販売している商品名です。
- 最近はAmbu社以外のバッグバルブマスクも多数使用されているため、一般名としてバッグバルブマスクと呼びます。

- バッグバルブマスクは外気を吸い込みながら使用する自動膨張式バッグと一方弁、マスクを組み合わせたものです。
- 高濃度酸素投与が必要な場合は、10L/分以上の酸素流量とリザーバーバッグを装着します。

注目！
酸素供給源がなくても人工呼吸を行うことができます。

注意！
肺のコンプライアンス（弾性）が伝わりにくいため、過度な加圧により気胸などを起こす危険性があります。

🐾 ジャクソンリース

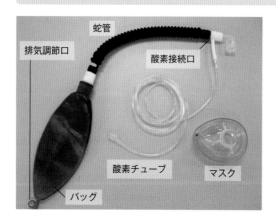

- ジャクソンリースは非自動膨張式バッグと排気調節口を組み合わせたものです。
- ジャクソンリースは、酸素供給源がないと使用できません。大気との交通はないため、100％の酸素投与が可能です。
- ジャクソンリースのバッグはバッグバルブマスクと異なり、薄いゴムでできており、途中に弁などの装置がありません。そのため、肺のコンプライアンスや自発呼吸の有無・程度などを直接手で感じることができます。

- 二酸化炭素の再呼吸を防ぐため、分時換気量の2.5 〜 3倍の酸素流量が必要です。
- 排気調節口の操作、バッグ加圧のタイミングなど、取り扱いにはある程度訓練が必要です。

 注目！

自発呼吸がある場合は同期させた補助換気を行うことが必要です。十分に自発呼吸がある場合は補助換気をしなくても使用可能ですが、人工気道分の気道抵抗があるため、吸気努力は強くなります。

 注意！

酸素供給量が過剰になりバッグが過膨張すると、患者の気道内圧が上昇するため、排気調節口から排気する必要があります。

🐾 手動換気の方法

1 マスクの装着と気道確保

1人法

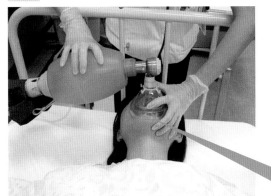

- 患者のポジショニング方法は p.58 参照。
- 患者の顔に適したマスクを選択し、患者の鼻筋に沿ってマスクを密着させ、口と鼻を覆います。
- マスクを密着させる際には、親指と人差し指でアルファベットのCをイメージして輪を作り、残った指はアルファベットのEをイメージして下顎骨にかけ、下顎挙上をして気道確保に努めます（EC法；片手でマスクの保持と気道確保を同時に行う）。

マスクを顔に十分密着させましょう。

2人法

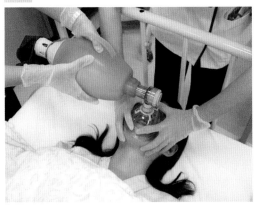

- 1人はバッグを加圧し、もう1人はマスクの装着に専念できます。

 注目！

両手でマスクを装着できるため、マスクを密着させやすく、気道も確保しやすいです。

2 バッグの加圧と人工呼吸の回数

- 患者の胸郭が軽く挙上する程度にバッグを加圧し過換気を避けます。
- 自発呼吸がない場合は人工呼吸の回数は1分間に10 〜 12回前後です。

⑧ パルスオキシメータ

パルスオキシメータは、動脈血酸素飽和度を、経皮的に（皮膚の上から）測定することが可能なモニターです。経皮的酸素飽和度：SpO_2＞90％になるように、酸素化を評価していきます。

🐾 パルスオキシメータ装着の目的は？

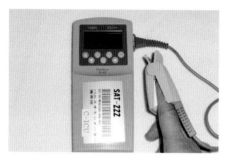

> 低酸素血症を早期に発見し、組織レベルでの酸素不足である低酸素症を予防すること

📘 酸素解離曲線

- 動脈血酸素飽和度（saturation of arterial oxygen：SaO_2）と血液ガス分析で得られる酸素分圧（PaO_2）は相関しているため、酸素飽和度から酸素分圧を予測することができます。
- SaO_2とSpO_2は臨床上ほぼ等しいと考えます。

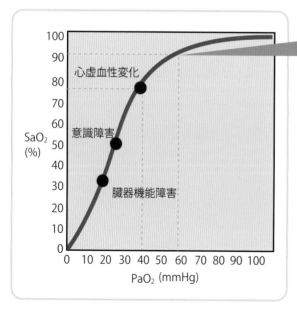

SpO₂のpは経皮的（percutaneous）という意味。

> 酸素解離曲線は、PaO_2 60mmHg＝SaO_2 90％のポイントを下回ると曲線が急降下します。このポイントは呼吸不全の診断基準値であり、酸素化の安全限界値です。

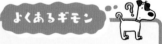

よくあるギモン

なぜSpO_2は100％ではいけないの？
SpO_2の最高値は100％ですが、高濃度酸素を投与すれば、PaO_2 500mmHg程度まで上昇します。たとえば、PaO_2 300mmHgであった患者が、PaO_2 100mmHgに急低下するような状態変化が起こった時、いずれもSpO_2は100％であり、PaO_2低下を早期に気づくことができません。不要な酸素は酸素中毒など害になることもあわせ、現在、SpO_2は96〜98％が標準値となっています。

⑨ カプノメータ

カプノメータは、呼気終末の二酸化炭素（end tidal CO_2：$etCO_2$）濃度を、非侵襲的・連続的に測定することが可能なモニターです。$etCO_2$は動脈血二酸化炭素分圧（$PaCO_2$）と近似します（1〜5mmHg程度の差）が、肺病変がある時や、呼気ガスが回路内で希釈される時など、$etCO_2$と$PaCO_2$は乖離します。基準値はCO_2と同様35〜45mmHgとなります。

🐾 カプノメータ装着の目的は？

> 換気状態を評価すること

- 二酸化炭素の排出状態
- 気道閉塞の有無や状態
- 気管挿管の成否、回路リークの有無
- 生体における換気量、二酸化炭素産生量の増減

呼気炭酸ガスモニタ

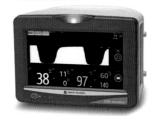

画像提供：日本光電工業株式会社

🐾 カプノメータの種類

	メインストリーム型	サイドストリーム型
測定方法	呼吸器回路内に専用のアダプターを組み込み、そこで測定する	呼吸器回路の一部にサンプリングポートを取りつけ、そこから細い管で呼気を吸引し、機器内で測定する
メリット	リアルタイムで連続モニターが可能、挿管患者に適応	挿管患者・非挿管患者に適応、回路へのセンサー装着不要
デメリット	センサーが呼吸器回路に組み込まれるため、死腔が増える（換気量が少ない小児、慢性閉塞性肺疾患などでは使用に注意する）	断続的測定、サンプルチューブが分泌物や結露でブロックされる

🐾 カプノグラムを臨床に活かそう！

▰ カプノグラム

- カプノグラムとは、呼吸中のCO_2を経時的にグラフ化したもので、縦軸に二酸化炭素濃度、横軸に時間を表しています。
- 正常であれば同じ波形が続きます。

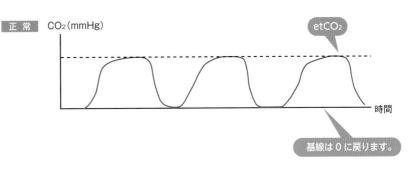

正常　CO_2（mmHg）

etCO₂

時間

基線は0に戻ります。

🐾 カプノグラムの異常波形と対応

現象	原因	対応
波形が突然消失	• 呼吸器回路漏れ • チューブ漏れ • 肺梗塞 • 急な循環血液量減少	• バイタルサイン測定 • 回路・チューブ確認
波形が上昇	• 低換気 • 代謝・体温上昇 • 人工呼吸器の換気回数・換気量の減少	• バイタルサイン測定 • 正常値を逸脱したら医師へ報告
波形が減少	• 過換気 • 死腔換気 • 代謝・体温の低下 • 人工呼吸器の換気回数・換気量の増加	• バイタルサイン測定 • 正常値を逸脱したら医師へ報告
傾きが穏やかに上昇	• 気管チューブの閉塞 • 閉塞性肺疾患（COPDなど） • 気管支喘息・攣縮	• 気管チューブの確認 • 呼吸音確認 • 気管吸引 • 気管支拡張薬など
基線波形が上昇	• 二酸化炭素の再呼吸 • 死腔の増加 • 呼気弁の作動不良	• 呼吸パターンの確認 • 人工呼吸器設定確認 • 人工呼吸器の交換
波形に切れ込みが出現	• 自発呼吸の出現 • 鎮静深度が浅い • 人工呼吸器との同調不全	• 鎮静深度の確認 • 人工呼吸器のトリガ設定の確認

辻展行. 呼気炭酸ガス（CO$_2$）モニター. 呼吸器ケア. 6（5），2008，56-60を参考に作成

⑩ 動脈血液ガス分析

血液ガス分析では、ガス交換の評価と酸塩基平衡の評価ができます。まずは基準値を覚えましょう。
そこから逸脱していれば異常があります。

🐾 血液ガス分析で何を評価しているの？

①ガス交換（酸素化・換気）の評価：PaO_2、SaO_2、$PaCO_2$
②酸塩基平衡の評価：pH、HCO_3^-、BE、$PaCO_2$

🐾 血液ガス分析データの基準値とデータの意味

	名　称	基　準　値
ガス交換の指標	PaO_2（動脈血酸素分圧）	$80 \sim 100$（mmHg）
	$PaCO_2$（動脈血二酸化炭素分圧）	$35 \sim 45$（mmHg）
	SaO_2（動脈血酸素飽和度）	$97 \pm 2\%$
酸塩基平衡の指標	pH（水素イオン濃度）	$7.35 \sim 7.45$
	$PaCO_2$（動脈血二酸化炭素分圧）	$35 \sim 45$（mmHg）
	HCO_3^-（重炭酸イオン）	24 ± 2　mEq/L
	BE（ベースエクセス）	0 ± 2　mEq/L

●血液中の酸素の分圧のこと。
●PaO_2 80mmHg以下は酸素療法の適応。
●PaO_2 60mmHg以下は呼吸不全。

●血液中のヘモグロビンのうち、何%が酸素と結合しているかを示しています。
●PaO_2とSaO_2は相関しているため、酸素解離曲線で表されます（p.84参照）。

●血液中の二酸化炭素の分圧のこと。$PaCO_2$は換気の指標。
●換気量が多いと低下し、換気量が少ないと上昇します。

🐾 ガス交換の評価

▬ P/F ratio（P/F比）

● PaO_2は酸素の影響を受け、F_IO_2（吸入気酸素濃度）と比例的に上昇します。
● 純粋に肺の酸素化能を評価するには、$PaO_2 \div F_IO_2$で評価します（F_IO_2分の影響を除くため）。

🐾 酸塩基平衡の評価

▬ 酸塩基平衡を読む手順

❶pHを見ます。
❷$PaCO_2$とHCO_3^-を見ます（どちらがpHに同調したか）。
❸アニオンギャップ（AG）を計算します。
❹代償性変化を評価します。
❺病歴・症状などから病態を考えます。

😺 酸塩基平衡ってどうやって読むの？

1 pHを見る

● pHから酸性かアルカリ性かを判断します。

pH	7.35 ～ 7.45	正常
pH	<7.35	酸性 (アシデミア)
pH	>7.45	アルカリ性 (アルカレミア)

血液のpHが酸性の状態がアシデミア、アルカリ性の状態がアルカレミア。
アシドーシスはpHを下げようとする (酸性に変化させる) 状態・過程のこと。
アルカローシスはpHを上げようとする (アルカリ性に変化させる) 状態・過程のこと。

2 PaCO₂とHCO₃⁻を見る

● pHは、呼吸性か代謝性かのどちらかで調節しています。

$PaCO_2$が変化していれば呼吸性
HCO_3^-が変化していれば代謝性

$PaCO_2$が上昇するとpHは酸性に傾き、
$PaCO_2$が低下するとアルカリ性に傾きます。

● BE (ベースエクセス) 0±2mEq/Lも参考にします。
（BEがマイナス→代謝性アシドーシス、BEがプラス→代謝性アルカローシス）

 注目！

◎ **1 2 を実際にやってみよう！**
● pHが酸性ですか？アルカリ性ですか？
● $PaCO_2$とHCO_3^-のどちらがpHと同じゾーンにありますか？（どちらがpHに同調しましたか？）

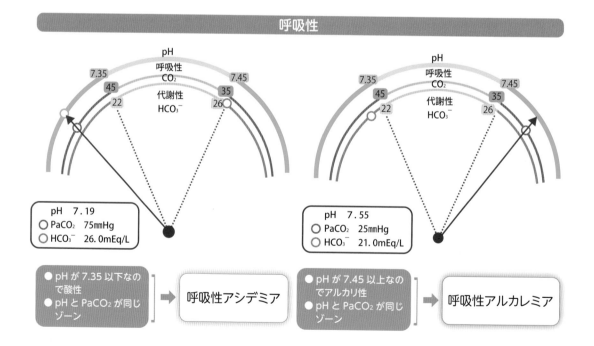

呼吸性

pH	7.19
○ $PaCO_2$	75mmHg
○ HCO_3^-	26.0mEq/L

pH	7.55
○ $PaCO_2$	25mmHg
○ HCO_3^-	21.0mEq/L

● pHが7.35以下なので酸性
● pHとPaCO₂が同じゾーン

→ 呼吸性アシデミア

● pHが7.45以上なのでアルカリ性
● pHとPaCO₂が同じゾーン

→ 呼吸性アルカレミア

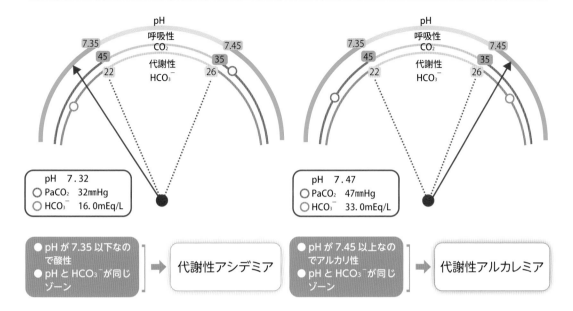

代謝性

pH 7.32
○ PaCO₂ 32mmHg
○ HCO₃⁻ 16.0mEq/L

- pHが7.35以下なので酸性
- pHとHCO₃⁻が同じゾーン

→ 代謝性アシデミア

pH 7.47
○ PaCO₂ 47mmHg
○ HCO₃⁻ 33.0mEq/L

- pHが7.45以上なのでアルカリ性
- pHとHCO₃⁻が同じゾーン

→ 代謝性アルカレミア

❸ アニオンギャップ（AG）を計算する

- アニオンギャップとは、血液中の陽イオン（カチオン）と陰イオン（アニオン）の差のことをいいます。
- 陽イオンはナトリウムイオン：Na^+、陰イオンは塩化物イオン：Cl^-、重炭酸イオン：HCO_3^- などからなるため、右の式で概算できます。
- 代謝性アシドーシスの原因を鑑別する指標となります。
- 糖尿病性ケトアシドーシス、乳酸アシドーシス、腎不全など、不揮発性酸（固定酸）が増加した代謝性アシドーシスの際に、AGは増加します。
- **尿細管性アシドーシスや下痢など、HCO_3^- が体外に異常に失われた代謝性アシドーシスの際に、AGは基準値となります。**

$$AG = Na^+ - (Cl^- + HCO_3^-)$$
基準値　12±2 mEq/L

根拠 HCO_3^- の喪失に対しCl^-が代償性に同量増加するためAGは基準値を示します。

❹ 代償性変化を評価する

- 呼吸性と代謝性障害の合併（混合性障害）を、代償性変化を計算して判断します。
- たとえば、代謝性アシドーシスがあれば代償性反応としてPCO_2を低下させますが、この反応の範囲を逸脱している時は、ほかの酸塩基平衡障害が合併している可能性を考えます。

一次性障害		予測範囲	許容限界
代謝性アシドーシス		$\Delta PCO_2 = (1 \sim 1.3) \times \Delta HCO_3^-$	$PCO_2 = 15mmHg$
代謝性アルカローシス		$\Delta PCO_2 = (0.5 \sim 1.0) \times \Delta HCO_3^-$	$PCO_2 = 60mmHg$
呼吸性アシドーシス	急性	$\Delta HCO_3^- = 0.1 \times \Delta PCO_2$の上昇	$HCO_3^- = 30mEq/L$
	慢性	$\Delta HCO_3^- = 0.35 \times \Delta PCO_2$の上昇	$HCO_3^- = 42mEq/L$
呼吸性アルカローシス	急性	$\Delta HCO_3^- = 0.2 \times \Delta PCO_2$の低下	$HCO_3^- = 18mEq/L$
	慢性	$\Delta HCO_3^- = 0.5 \times \Delta PCO_2$の低下	$HCO_3^- = 12mEq/L$

※△は正常との差です。

5 病歴・症状などから病態を考える

呼吸性アシドーシス	• 呼吸不全（COPD、喘息重責）　• CO$_2$ナルコーシス • 睡眠時無呼吸症候群　など
呼吸性アルカローシス	• 過換気症候群　など
代謝性アシドーシス	• 腎不全　• 下痢　• 糖尿病ケトアシドーシス • 乳酸アシドーシス　など
代謝性アルカローシス	• 嘔吐　• 利尿薬投与　など

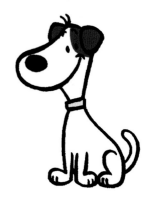

⑪ 気管吸引

気管吸引の目的は「気道の開存」です。"痰を取る""無気肺や肺炎の予防"が目的ではありません。
不必要な吸引により、無気肺を作ることがあります。

🐾 気管吸引のポイント

- 気管吸引は侵襲的な手技です。
- 必要のない気管吸引は患者に苦痛を与えるだけです。
- 必要な時に、苦痛を最小限に吸引を実施しましょう。

どんな時に適応なの？

- 痰が気道の開存を妨げている可能性がある時に、気管吸引を行います。

注意！ 不要な吸引（分泌物がないのに気管吸引すること）は、合併症のみひきおこし、生体侵襲にしかなりません。推奨されていても、痰が"主気管支部"より深い位置にあれば、届かないため、吸引できません。
挿管されていない時は咽頭までしか吸引できません。

注目！
気管吸引の合併症
- 低酸素血症
- 高二酸化炭素血症
- 肺胞虚脱、無気肺
- 気道粘膜損傷
- 感染
- 気管支攣縮
- 不整脈、徐脈、頻脈
- 異常血圧（高血圧・低血圧）
- 頭蓋内圧上昇
- 冠血管攣縮
- エネルギー消費

実は気管吸引はこんなに合併症を起こすリスクの高いケアなのです。

痰の存在の確認

- 咳嗽反射時
- 第2肋間付近での気道分泌物の存在を示すと考えられる肺雑音
- 挿管時はグラフィックモニタの変化

気道内圧の上昇時
フローボリュームパターンの変化

吸引で届く位置

- 肺雑音が聴取されても、第2肋間付近以外では、有効な吸引はできません。第2肋間は気管分岐部付近であるため、そこより深い位置に分泌物があれば届かないのです。
- 挿管されていない時は、咽頭までしか吸引できません（喉頭展開せずに気管に吸引カテーテルを挿入できません。また、万一挿入できたとしても不潔なカテーテルを清潔な気管に挿入することになり、推奨されません。さらに患者は非常に苦痛が強いです）。

フローボリュームパターンの変化

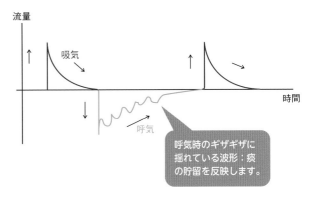

流量
吸気
呼気
時間

呼気時のギザギザに揺れている波形：痰の貯留を反映します。

🐾 挿管時の吸引方法

- 気管吸引の方法には、開放式吸引（吸引時に回路を外し、大気に開放して吸引する方法）と閉鎖式吸引（吸引時に回路を外さず、呼吸器を付けたまま吸引する）の2種類あります。

📗 閉鎖式気管吸引（エコキャス®）

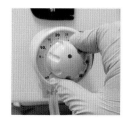

❶痰の確認

- 痰の存在を確認します（p.91）。

❷吸引圧の設定

- 吸引圧を20 〜 25kPa（150 〜 200mmHg）に合わせます。
  （血小板値5万/μL以下は100 〜 150mmHg）

> 出血傾向にある患者はさらに低くします。

注意！ ◎吸引圧を過度に上げない！
- 吸引圧が高すぎると、肺胞虚脱（無気肺）・粘膜損傷などを起こす場合があります。
- 痰の粘稠度が高いからと吸引圧を高くしてはいけません。粘稠度を低くするケアをしましょう（加温加湿・水分補給など）。

❸コネクティングチューブの接続

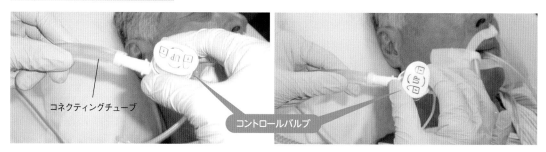

コネクティングチューブ

コントロールバルブ

- コネクティングチューブを吸引コントロールバルブに接続し、バルブを持ち上げ180度回転させます。

❹気管チューブとL字型コネクターの接続部を持つ

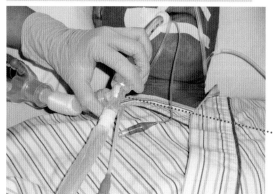

注意！ ここの接続部が外れやすいです。しっかり押さえ、吸引チューブ挿入の際に、気管チューブを押したり引いたりしないように気をつけましょう。

❺カテーテルの挿入

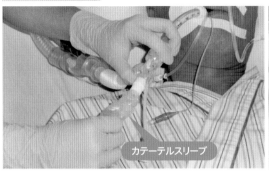 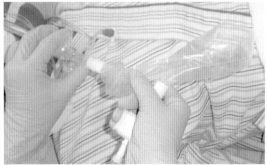

カテーテルスリーブ

- カテーテルを挿入したら、吸引圧をかけます。
- 手技は難しくなりますが、吸引圧をかけながら挿入してもよいです。

注意！ コツンと当たる感触があったら、そこは気管分岐部です。コツンと当ててはいけません。吸引チューブを挿入する時は気管分岐部をつつきません！ 気管分岐部より奥へ入れません！ そのために、気管チューブと吸引チューブの目盛りを活用しましょう。両者の目盛りが同じになったところから1～2cm進めたところが、吸引チューブ挿入の目安です。

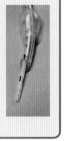

注目！
- 吸引チューブ挿入の長さは、気管分岐部より少し手前まで、気管チューブより1～2cm出る程度です。
- 気管切開時は12～15cm程度挿入しましょう。

根拠 吸引チューブを深く入れすぎると、気管分岐部が出血したり、刺激が続くと肉芽形成し、気道狭窄の原因になったりします。
気管分岐部を超えて挿入すると片肺吸引となり、右上葉枝の無気肺を形成しやすくなります。

❻吸引

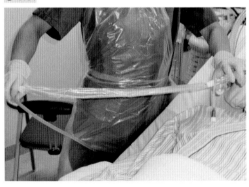

- 気管分岐部付近から1～2cmまではゆっくり吸引しながらカテーテルを引きます。

根拠 低酸素状態を予防します。

注意！
◎10秒以内！
◎吸引チューブを回す必要はない！

根拠 円を描くように回転させても、チューブの先端は回りません。

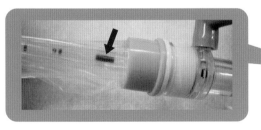

- 2cm以降はさっとカテーテルを黒い印の部分まで引き抜きます（気管チューブ内は長く吸引しません）。
- 痰が多いところは長めに、少ないところは短く吸引します。

❼洗浄

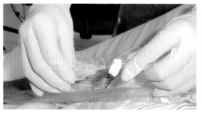

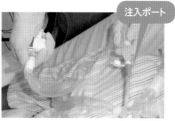

注入ポート

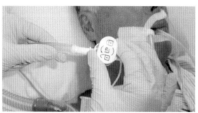

- 痰の性状を確認し、吸引圧をかけながら、洗浄液注入ポートより洗浄液（生理食塩液）を5〜10mL注入します。

- 洗浄液を外し、吸引コントロールバルブを180度回転させロックします。

 注意！ 十分注入し洗浄しましょう。

❽評価

- 吸引チューブを外し、吸引効果を評価します。

気管吸引後観察ポイントチェックリスト

☑ 分泌物の除去ができたか？
☑ 量、性状は？
☑ 呼吸音は改善したか？
☑ 気道内圧は低下したか？
☑ 湿性咳嗽（バッキング）は消失したか？
☑ SpO_2は改善したか？
☑ 自覚症状は改善したか？
☑ 呼吸数や心拍数は改善したか？

注目！

吸引が必要だとアセスメントし実施したあとには、きちんと観察して評価し、記録に残すことも大切です！

 注意！ 気道内分泌物が取り切れなくても、連続の吸引は患者にとって侵襲となることがあります。吸引手技が呼吸・循環状態へ与えた変化をアセスメントしながら行いましょう！

閉鎖式吸引と開放式吸引の違い

- 閉鎖式吸引は、気管吸引の合併症である低酸素血症・肺胞虚脱などの予防に原理的に優れています。

根拠　人工呼吸器の補助を受けながら吸引できるため。

- 閉鎖式吸引は、高PEEP時もPEEPを解除せずに吸引が可能であり、肺容量を維持したまま吸引できます。
- 分泌物の飛散、つまり、医療者への曝露を考えても閉鎖式吸引が有用です。
- 吸引量にも差異はないという報告が多いです（もっとも、吸引のアウトカムは吸引量ではありません）。

閉鎖式吸引のメリット

- 呼吸器回路の接続を外すことによる分泌物の飛散回避
- 呼吸器回路の接続を外すことによる低酸素状態の回避
- 呼吸器回路の接続を外すことによるPEEP解除の回避
- 吸引操作のたびのスタンダードプリコーションの回避
- 吸引所要時間の短縮
- 吸引に要する物品数の減少

注目！
- これらの理由から人工呼吸器装着患者では閉鎖式吸引を行いましょう。
- 開放式吸引を行う場面は、気管切開患者や挿管中でもTピース使用時など、人工呼吸器非装着時のみです。

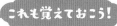

これも覚えておこう！

トイレッティング（気管洗浄）
◎トイレッティング（気管洗浄）は侵襲的な行為であり、有益性はない！
- かつては痰が粘稠である場合に、吸引しやすくするために、気管チューブ内に生理食塩液を5〜10mL注入し、ジャクソンリースなどで換気してから吸引を行うという、トイレッティングが行われていました。
- トイレッティングは、低酸素血症を容易に引き起こし、バイタルサインの変動、患者への苦痛ははかりしれません。
- わずかな液体が短時間で分泌物に有益な作用を及ぼすとは考えられず、トイレッティングを行ったほうが吸引しやすくなったという文献は見られません。

注意！
◎吸引前のジャクソンリースなどによる手動換気は危険！
- 手動換気は熟練した技術が必要で、多くは過換気・過膨張となり、気胸を合併させるリスクがあります。
- 人工呼吸器管理されている場合は、設定されているPEEPが解除され、急激な肺胞虚脱を起こすおそれもあります。
- 吸引前に酸素化を図りたい場合は、人工呼吸器の深呼吸モードなど（一時的に100%酸素濃度で換気する）を使用します。

⑫ 気管挿管患者の口腔ケア

気管挿管患者は、口腔乾燥、気管チューブによる物理的な刺激などにより口腔衛生が保ちにくい状態となります。さらに、抗菌薬の使用による口腔の常在細菌叢の菌交代現象による人工呼吸器関連肺炎（ventilator-associated pneumonia：VAP）が発生しやすい状態です。人工呼吸器装着患者の口腔ケアの目的はさまざまありますが、主目的はVAP予防であり、良好な口腔環境を確立することが重要です。ここでは、VAP予防のための「気管挿管患者の口腔ケア実践ガイド」[1]に沿って説明します。

🪥 口腔ケアの2種類の方法

● 口腔ケアの方法には、ブラッシングケアと維持ケアの2種類があります。

ブラッシングケア	ブラッシングによる歯垢の除去と洗浄法または清拭法による汚染物の回収
維持ケア	口腔の湿潤環境を維持

注目！

ブラッシングケア時は、良好な口腔環境を確立するために2人で行うことが推奨されています。また、気管チューブの再固定が必要な場合も安全に行うために2人で行います。

🐾 口腔ケアの準備

① 患者への説明

 根拠

● 口腔ケアが安全に行えるのか判断するために、バイタルサインの確認とともに、患者の意識レベルに応じた声かけを行います。

② 物品準備

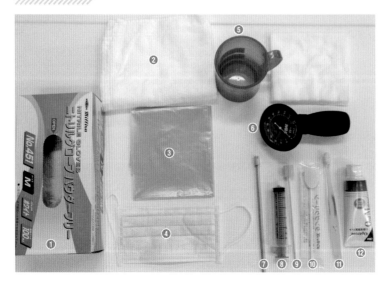

❶手袋
❷タオル
❸ビニールエプロン
❹マスク
❺水200mL以上
❻カフ圧計
❼排唾管
❽吸引・洗浄用シリンジ
❾スポンジブラシ
（❿舌ブラシ）
⓫歯ブラシ
⓬保湿剤
固定用テープ

3 感染防御

 根拠

● 口腔ケア時は、<u>微生物の伝播を減少させるために</u>、スタンダードプリコーション（標準予防策）を確実に行います。

● マスクやゴーグルの着用は必須です。

看護実践上の工夫

患者にもビニールエプロンやディスポーザブルシーツをかけるとよいでしょう。ブラッシングによる飛散は患者の足元まで及ぶことがわかっています。

4 体位調整

● 頭部を30 ～ 45°挙上した体位に整えます。

● 頭部挙上が不可能な場合は、側臥位で顔を横に向けます。

● 片麻痺がある場合は健側を下にします。できるだけ頸部を前屈、回旋させ誤嚥を予防します。

注意！ ◎むせない、たれ込ませないためには、体位が重要！

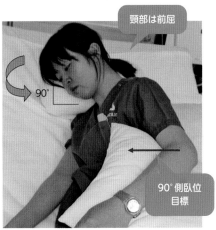

頸部は前屈

90°

90°側臥位目標

5 カフ圧調整

● カフ圧は適正圧である30cmH$_2$Oに調整します。

6 口腔観察

● 口腔観察は、いずれかのアセスメントツールに沿って行います。

● 歯の観察では、歯垢だけでなく**動揺歯の有無も観察します**。

● 口腔ケアで気管チューブの位置がずれないように、あらかじめ固定位置の確認も行います。

根拠 動揺歯の多くは歯周病の進行が原因です。放置すれば悪化し、自然脱落することもあります。自然脱落は誤嚥にもつながり危険です。また、多少の動揺であれば痛みはありませんが、重度になると痛みや出血を生じる場合もあります。

口腔アセスメントツール

- Oral Assessment Guide (OAG)
- Revised Oral Assessment Guide (ROAG)
- Clinical Oral Assessment Chart (COACH)
- The Oral Health Assessment Tool (OHAT)

🐾 口腔ケア手順

1 鼻腔周囲・口腔の清拭と保湿

根拠

● 鼻腔・口腔周囲に付着した細菌を口腔に移動させないために、鼻腔・口腔周囲の清拭をします。

2 ブラッシング

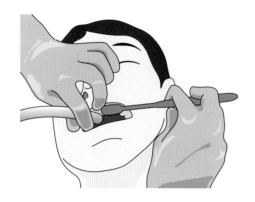

● 1本ずつ歯ブラシを用いて、全歯をブラッシングしていきます。

これも覚えておこう！

デンタルプラークの築盛しやすい部位
① 歯と歯肉の間
② 歯と歯の隙間
③ 隣接の歯が欠損している歯の表面

よくあるギモン

なぜブラッシングをするの？
口腔ケアでは、歯の表面に口腔細菌が層になって付着したデンタルプラークを除去することが重要です。そのためには、ブラッシングによる機械的清掃でなくては除去することができないのです。

3 汚染物の回収

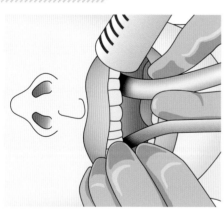

● 回収方法には、洗浄法と清拭法があります。
● 洗浄法と清拭法では細菌数の差はないとされています。つまり、患者の状態やケアを提供する側の状況、環境によって回収方法を選択します。
● 洗浄法は、排唾管で吸引し咽頭に洗浄液が流れ込まないようにしながら、20mLシリンジで歯の周囲を中心に1回量3〜5mLずつ洗浄水を注入して洗浄します。

注意！ 洗浄法は、洗浄液が下気道へ垂れ込むリスクがあるため、頭部挙上や顔を横に向けるなどの誤嚥予防の体位が維持できない場合や、施行者の手技が未熟な場合は洗浄せずに清拭を行います。

4 保湿ケア

- 保湿は口腔全体に保湿剤を塗布します。
- 維持ケアとは、ブラッシングケアと汚染物の回収をせずに、清拭と保湿ケアのみ行うことをいいます。

看護実践上の工夫

挿管チューブで閉口できない場合が多いため、口腔乾燥時は、サージカルマスクを装着し、乾燥予防をしています。

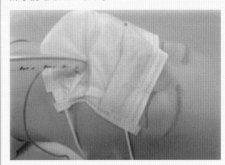

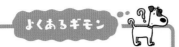
よくあるギモン

口腔ケアってどれくらいの頻度でしたらいいの？
口腔ケアの実施回数と間隔は、患者の口腔の状態、および人員配置などによって決めます。ブラッシングケアは1日に1～2回、維持ケアはブラッシングケアを含めて少なくとも1日に4～6回実施することが望ましいです。

口腔ケアキット

- 洗浄しない口腔ケアの方法として、口腔ケアの物品がセット化された製品があります。
- 短時間に1人で口腔ケアできることが前提とされ、ブラシ類はすべてディスポーザブルで準備や片付けの時間も短縮できます。
- 洗口液、保湿剤ともに塩化セチルピリジニウム（CPC）を含有し、吸引しながらブラッシングできる歯ブラシを使用します。

NOHCS口腔ケアキット

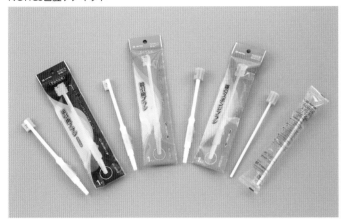

画像提供：ニプロ株式会社

⑬ 栄養管理

人工呼吸管理を必要とするような患者は、生体のエネルギー需要も増えており、栄養管理が重要となります。

🐾 急性期の栄養管理

- 侵襲を受けた生体は、傷害期、転換期、同化期とエネルギー代謝が変動していきます。
- 代謝相に合わせて栄養管理を行っていくことが重要です。
- 栄養療法を早期から行うことで、異化亢進を最小限に抑え、組織修復の促進や免疫能の回復などが期待できます。
- 消化管が使用できる状態であれば、積極的に消化管を使用します。

よくあるギモン

異化亢進ってなに？
侵襲時は筋肉などの体蛋白を分解してエネルギーを産生しようとします。これを異化といい、侵襲が大きいほど異化が亢進します。

侵襲後の経過とエネルギー代謝の変化

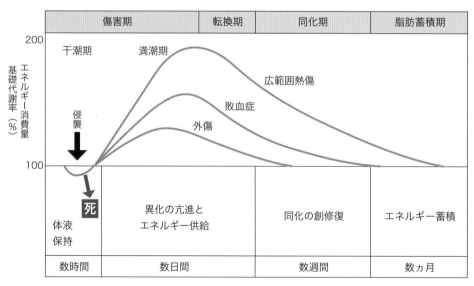

日本救急医学会監修. "侵襲と生体反応". 標準救急医学. 東京, 医学書院, 1994, 16-25より

■ 傷害期

- 適切な呼吸管理が実施され、循環動態が安定していれば、ICU入室後24 ～ 48時間以内に、<u>経腸栄養を少量から開始します。</u>
- <u>経腸栄養開始時の、腸蠕動音や排便・排ガスの有無は必須ではありません。</u>
- ただし、持続する消化管出血や腸閉塞、ショック状態のような循環動態が安定しない場合は見送ります。

根拠 小腸の絨毛は栄養の吸収だけでなく、リンパ組織「GALT（腸管関連リンパ組織）」による免疫能も担います。腸管の不使用は絨毛の萎縮をもたらしGALT機能を低下させるため、GALT機能を維持させるために早期の経腸栄養が推奨されます。

注目！ 腸蠕動音や排便排ガスの有無は、栄養吸収能を示唆するサインではありません。

■ 転換期

- 転換期に移行したら、Harris-Benedictの式などに則ってエネルギー投与量を算出し、徐々に増量していきます。

■ 推定栄養必要量の求め方

基礎代謝量（BEE）…Harris-Benedict の公式

男性＝66＋（13.7×Wt）＋（5.0×Ｈｔ cm）−（6.8×Age）
女性＝665＋（9.6×Wt）＋（1.9×Ｈｔ cm）−（4.7×Age）

1 日の必要エネルギー量

エネルギー所要量(kcal/day)
＝BEE×活動係数×傷害係数

	活動係数	意識低下状態	1.0
		症状安静時	1.2
		歩行可能時	1.3
	傷害係数	小手術	1.2
		大手術	1.3
		敗血症	1.4
		重症熱傷	1.8

⑭ 早期リハビリテーション

急性期医療のリハビリテーションは、診療科を問わず推進・拡大することが求められています。重症患者への早期からの理学療法や作業療法が、身体機能や神経心理機能の回復につながることが明らかとなってきています。

🐾 早期リハビリテーションの目的と効果

- 早期リハビリテーションとは、発症、手術または急性増悪から48時間以内に開始される運動機能、呼吸機能、摂食嚥下機能などの各種機能の維持、改善、再獲得を支援する一連の手段です。
- 関節可動域の拡大を目的とした他動運動ではなく、離床やADL拡大に向けたベッド上での積極的な運動を意図しています。
- 人工呼吸器装着患者への早期リハビリテーションは、人工呼吸器からの離脱も促進します。

早期リハビリテーションの効果

> ① 呼吸器系合併症の予防（無気肺、肺炎など）
> ② 循環器系合併症の予防（深部静脈血栓症、肺塞栓症、起立性低血圧など）
> ③ 消化管機能低下、麻痺性イレウスの予防
> ④ 廃用障害の予防（筋骨萎縮、関節拘縮など）
> ⑤ せん妄予防
> ⑥ ADL早期拡大
> ⑦ 在院日数の短縮
> ⑧ 医療費軽減

🐾 早期リハビリテーションの安全性

- 早期リハビリテーションは、一定の開始基準や実施プロトコルを設定することにより安全に実施できます。
- 早期リハビリテーションについて統一された禁忌基準はありませんが、各種臓器機能の改善と全身管理が最優先される場合には、禁忌と考えます。

注意！ 有害事象を予防するため、患者の病状を把握し、十分なモニタリングやリスク管理のもと、多職種チームやリハビリテーションチームなど複数名の介入によって安全性を保証することが必須です。

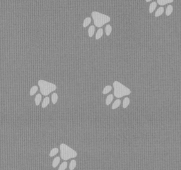

4章

ICUの鎮痛・鎮静管理とせん妄

ICUの患者はさまざまな苦痛を体験します。それは時として、せん妄の引き金になったり、ICUを退室した後でも記憶として残ったりします。深い鎮静管理ではPTSD（心的外傷後ストレス障害）として患者の記憶や回復過程にも影響することがわかってきました。日本集中治療医学会でもJ-PADガイドラインが作成され、重症患者の痛み・不穏・せん妄を上手に管理することが重要視されています。患者にとっての鎮痛・鎮静レベルを適正に判断し、苦痛を最小限にする対応がICU看護師として求められます。

● 薬剤情報は、2022年7月現在のものです。
● 本書の記載内容には正確を期するように努めておりますが、薬剤情報は変更されることがありますので、薬剤の使用時には最新の添付文書などをご参照ください。また、従来の治療や薬剤の使用による不測の事故に対し、著者および当社は責任を負いかねます。

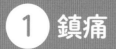

① 鎮痛

ICUに入室している患者は、さまざまな疼痛を経験します。患者にとって疼痛はストレスとなり、時にはPTSD（心的外傷後ストレス障害）を引き起こし、回復過程に影響をきたします。そのため、疼痛緩和を目的に鎮痛を行います。

🐾 痛みとは？

痛みの定義

● （痛みとは）実際のあるいは潜在的な組織の損傷に関連した、あるいはそれに類似した、不快な感覚や感情を伴う経験
（国際疼痛学会、2020年）

注目！
痛みの感じ方は主観的なもので、個人差があります。

ICUでの代表的な疼痛

- 手術後の創部痛
- 疾患に伴う痛み
- 気管挿管に伴う咽頭痛
- 気管吸引
- ルートやドレーン挿入に伴う痛み
- 体位ドレナージ
- 慣れない環境や重症であるという心理的な痛み

痛みが心身に及ぼす影響

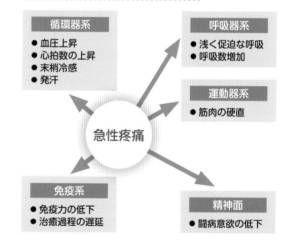

循環器系
- 血圧上昇
- 心拍数の上昇
- 末梢冷感
- 発汗

呼吸器系
- 浅く促迫な呼吸
- 呼吸数増加

運動器系
- 筋肉の硬直

急性疼痛

免疫系
- 免疫力の低下
- 治癒過程の遅延

精神面
- 闘病意欲の低下

🐾 鎮痛の種類と特徴

1 鎮痛薬投与方法の種類

種 類	特 徴	注意点
硬膜外投与	・腰椎や頸椎の硬膜外腔に注入し、知覚神経の遮断を行う ・術後の創部痛など局所的な鎮痛を期待でき、早期離床や呼吸器合併症の予防につながる ・静脈内投与に比べて、少量で鎮痛効果を示すことが多い	・知覚神経を遮断するため、機械的圧迫に気付かないこともあり、褥瘡に注意する ・頭蓋内圧亢進や出血傾向のある患者は禁忌である
静脈内投与	・血管内に投与するので速やかに効果を発現する	・静脈炎などの発症を認めることがある
PCA*	・患者が痛みを感じた時に患者自身の判断で鎮痛薬を間欠的投与することが可能である	・患者にPCAポンプの方法を理解してもらうことが必要である
直腸投与	・薬物の吸収がゆるやかである	・直腸周囲の血管が拡張することで一過性に血圧低下をきたすことがあり、心疾患患者には注意が必要である

＊PCA：patient controlled analgesia（患者制御鎮痛法）

2 鎮痛薬の特徴

	薬剤名（商品名）	特　徴	注意点
麻　薬	フェンタニル	• 強力な鎮痛作用 • 即効性（1〜2分で効果が現れる）で作用時間が短い（約1時間） • モルヒネの50〜100倍の鎮痛効果を有する • 循環動態への影響が比較的少ない	• 腸蠕動を抑制し、胃残量増大、イレウスを起こすことがある • 呼吸抑制を引き起こす
	モルヒネ塩酸塩	• 強力な鎮痛作用 • 血管拡張作用を有するので、心筋梗塞時の鎮痛に用いられることが多い • 呼吸抑制があり、咳嗽反射も抑制される	• 腸蠕動を抑制し、胃残量増大、イレウスを起こすことがある • 呼吸抑制を引き起こす
非ステロイド性消炎鎮痛薬（NSAIDs*）	ジクロフェナクナトリウム（ボルタレン®）など	• 疼痛、発熱、炎症などの原因となるプロスタグランジンの産生を抑制して鎮痛する	• 抗血小板作用を有する • 消化性潰瘍を引き起こすことがある • 循環血液量が減少している患者では、末梢血管拡張とともに血圧低下を起こすことがある
	フルルビプロフェンアキセチル（ロピオン®）	• 静脈内投与が可能である • 疼痛、発熱、炎症などの原因となるプロスタグランジンの産生を抑制して鎮痛する	• 消化性潰瘍を引き起こすことがある • 抗血小板作用を有する • 循環血液量が減少している患者では、末梢血管拡張とともに血圧低下を起こすことがある
解熱消炎鎮痛薬	アセトアミノフェン（アセリオ®静脈用1,000mg）	• 主に肝臓での代謝のため、腎機能障害がある患者でも使用可能である • 疼痛では、1日の総量が4,000mgまで使用できる • 体重50kg未満の成人では、1回につき15mg/kgとする	• 発熱で使用する投与量と違うため指示を確認する • 15分かけて静脈内投与を行う
麻薬拮抗性鎮痛薬	ペンタゾシン（ソセゴン®）	• 静脈内投与や筋肉注射を行う • モルヒネの1/4〜1/2の弱い鎮痛作用である	• 習慣性や依存性がある • 麻薬拮抗薬なので、麻薬とは併用しない • 動脈圧や血管抵抗を増強させるので、心疾患やくも膜下出血の患者には使用を控える
	ブプレノルフィン（レペタン®）	• モルヒネやペンタゾシンよりも強く長い鎮痛作用である	• 副作用には、呼吸抑制がある • 麻薬拮抗薬なので、麻薬とは併用しない • 筋肉注射や静脈注射で使用する

＊NSAIDs：nonsteroidal anti-inflammatory drugs

よくあるギモン

アセリオ®とロピオン®の違いは？
アセリオ®はアセトアミノフェンで、ロピオン®はNSAIDsです。アセトアミノフェンは主に肝臓の代謝で、NSAIDsは腎臓代謝で、代謝経路が異なります。どうしても疼痛が強く薬剤が効かない場合で、当初投与した時間から6時間経過していない場合でも、代謝経路の異なる薬剤を選択して投与する方法は可能です。その際には、主治医に確認しましょう。

🐾 疼痛スケール

- 痛みは全身に影響を及ぼすため、可能な限り疼痛がない状態を目指すことが大切です。
- J-PADガイドラインでは、痛みは通常すべてのICU患者でモニタリングすることが推奨されています。
- スケールを用いて痛みの評価を行います。

> **根拠** 痛みは主観的な症状ですが、改善しているのか悪化しているのかなどはスケールを用いることで客観的に評価することが重要です。

1 Visual Analogue Scale（VAS）：バス スケール

10cm

痛みなし　　　　　　　　　　　　　　　　　想像できる
　　　　　　　　　　　　　　　　　　　　　　最高の痛み

- 「痛みなし」「想像できる最高の痛み」を両端とする10cmの直線を書いて患者に見せ、現在の痛みがどの程度であるか患者自身に示してもらいます。

> **注意！** 信頼性は確立されていますが、視力障害や理解力が不十分な患者、上肢などを動かすのが不自由な患者には不向きです。

2 Numeric Rating Scale（NRS）

- 痛みがない状態を「0」、最悪の痛みを「10」として、11段階に区切って患者自身に「○/10」など痛みの点数をつけてもらいます。
- VASとの高い相関が認められており、口頭で回答できるため、上肢などが動かせなくても使用できます。
- NRS＞3は疼痛に対する介入が必要です。

> **注意！** 理解力が不十な患者や、気管挿管などにより口頭で回答できない患者には不向きです。

> **注目！** VASやNRSは、患者が痛みを申告できる場合に使用します。

3 Face Rating Scale（FRS）：フェイススケール

- 顔の表情が記載されているスケール表を用いて、高齢者や小児など自分の疼痛の程度を数字で表現することが難しい場合に使用します。

4 Behavioral Pain Scale（BPS）

項　目	様　子	スコア
表　情	穏やかな	1
	少し緊張（例えば、まゆが下がっている）	2
	緊張（きつく目を閉じるなど）	3
	しかめ面	4
上　肢	全く動かない	1
	少し曲げている	2
	大きく曲げ、指も曲げている	3
	ずっと引っ込めている	4
人工呼吸器との同調性	同調している	1
	咳き込むことはあるが、通常は呼吸器に同調している	2
	呼吸器とファイティング	3
	呼吸器の調節が利かない	4

- BPS＞5は痛みが存在すると考えます。

5 Critical-Care Pain Observation Tool（CPOT）

項　目	説　明	スコア	点数
表　情	緊張なし	リラックス	0
	しかめる、眉間のしわ、こわばる、筋肉の緊張	緊張	1
	上記に加えて強く目を閉じている	顔をゆがめる	2
体の動き	動かさない	動きなし	0
	ゆっくり慎重な動き、痛いところを触ったり、さすったりする	抵抗	1
	チューブを引き抜く、突然立ち上がる、体を動かす、命令に応じず攻撃的、ベッドから降りようとする	落ち着きなし	2
人工呼吸器との同調（挿管患者）	アラームがなく、容易に換気	同調	0
	アラームがあるが、止んだりもする	咳嗽はあるが同調	1
	非同期：換気がうまくできない、アラーム頻繁	ファイティング	2
発　声（挿管していない患者）	通常のトーンで会話	通常の会話	0
	ため息、うめき声	ため息、うめき声	1
	泣きわめく、すすり泣く	泣きわめく	2
筋緊張	受動的な動きに抵抗なし	リラックス	0
	受動的な動きに抵抗あり	緊張、硬直	1
	受動的な動きに強い抵抗あり、屈曲・伸展できない	強い緊張、硬直	2

- CPOT＞2は、患者の痛みが存在すると考えられます。
- 気管挿管されている場合や自発的に疼痛を表現できない患者に使用します。

注目！

BPSやCPOTは、患者が痛みを申告できない場合に使用します。

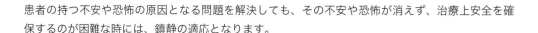

② 鎮静

患者の持つ不安や恐怖の原因となる問題を解決しても、その不安や恐怖が消えず、治療上安全を確保するのが困難な時には、鎮静の適応となります。

🐾 鎮静とは？

● 鎮静とは、薬などを使用して覚醒の状態から意識を意図的に低下させ眠ったような状態にすることです。
● 人工呼吸器を使用している患者は、自発呼吸と人工呼吸器の強制換気が同調しない（合っていない）と不安や恐怖を感じます。また、呼吸困難となって患者が興奮する原因の1つにもなります。
● **患者が興奮状態にあるからすぐに鎮静という考えは、危険です。**
● 近年では、鎮痛は十分に行い、**鎮静は患者の病態に応じて異なりますが浅く行う**ことが主流です。しかし、病状や治療によっては深い鎮静も必要です（例；重症頭部外傷、低体温療法、腹臥位療法やECMO使用など）。

> **根拠** 鎮静してしまうと、例えば人工呼吸器の設定が患者に合っていないなど、興奮状態の裏に潜んでいる原因を解決できないため。

> **根拠** 過度の鎮静が人工呼吸期間やICU入室期間を延長させ、ICU退室後の心的外傷後ストレス障害（PTSD）発生と関連することが指摘されています。

🔖 鎮静の目的

- 患者の安楽な状態の確保
- 治療上の安全性の確保
- 集中治療に対する適応への促進
- 酸素消費量、基礎代謝量の減少
- 人工呼吸器との同調性の改善
- サーカディアンリズム
  （睡眠・覚醒リズムの確保）
- せん妄防止

> **注意！** 患者を安静にしようとするあまり、過剰に鎮静することは治療上逆効果になります。

🔖 過剰鎮静の影響

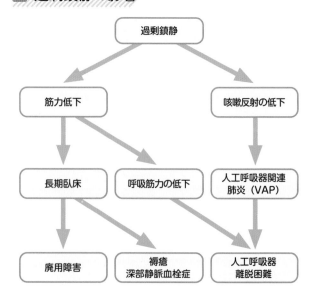

🐾 鎮静薬の種類と特徴

薬剤名（商品名）	特　徴	注意点
ミダゾラム （ドルミカム®）	• 作用発現が速やか（30秒から5分） • 持続時間は短い（2時間以内） • 鎮痛作用はない	• 48〜72時間以上使用すると代謝産物が蓄積し、覚醒までの時間がプロポフォールに比べて長い • 健忘作用がある • 呼吸抑制や低血圧を誘発する可能性がある
プロポフォール （プロポフォール、 ディプリバン®）	• 作用発現が速やか（1〜2分） • 作用時間も非常に短い（10〜15分）ため、投与中止後、通常は1時間以内に覚醒する	• 循環抑制作用（血圧低下）を認める • 脂肪乳化剤であり、細菌の増殖を伴うため、12時間ごとにライン交換が必要である
デクスメデトミジン （プレセデックス®）	• 鎮静作用以外に鎮痛作用、せん妄予防などの効果も期待できる • 呼吸抑制はほとんどなく、人工呼吸器離脱後も使用が可能である	• 急速投与は、重度の徐脈、血圧上昇などをきたすことがある • 深い鎮静を行うことが難しい

🐾 鎮静スケール

名　称	特　徴
リッチモンド 興奮-鎮静スケール (Richmond Agitation-Sedation Scale：RASS)	• 鎮静と興奮状態を評価できる • 不安・不穏の状態が4つに分類できる • 人工呼吸中の鎮静のためのガイドラインで使用を推奨されている
鎮静-興奮スケール (Sedation-Agitation Scale：SAS)	• 鎮静と興奮状態を評価できる • 不安・不穏の状態が3つに分類できる

● 鎮静も鎮痛と同様に、適切に鎮静が行われているかの評価が必要です。そのため、鎮静スケールを用いて評価を行います。

▦ RASS：リッチモンド興奮-鎮静スケール(Richmond Agitation-Sedation Scale)

スコア		特　徴
＋4	闘争的	• 明らかに闘争的であり、暴力的、スタッフへの危険が差し迫っている
＋3	高度な不穏	• チューブ、カテーテルを引っ張ったり抜いたりする • または、スタッフに対して攻撃的な行動が見られる
＋2	不穏	• 頻繁に目的のない行動が見られる • または、人工呼吸器との同調が困難
＋1	落ち着きがない	• 不安や恐れが存在するが動きは攻撃的であったり活発であったりしない
0	清明／穏やか	
−1	傾眠	• 完全に清明ではないが、10秒を超えて覚醒し、声に対し目を合わせることができる
−2	浅い鎮静	• 短時間（10秒に満たない）覚醒し、声に対し目を合わせることができる
−3	中程度鎮静	• 声に対してなんらかの動きがある（しかし、目を合わせることができない）
−4	深い鎮静	• 声に対し動きは見られないが、身体刺激で動きが見られる
−5	覚醒せず	• 声、身体刺激で反応は見られない

ABCDEFGHバンドル

- PICSを予防するために、ABCDEFGHバンドルが提唱されています。バンドルとは「束」という意味です。
- 一つだけを実施するのではなく、それぞれの行為をとった頭文字のA〜Hまでをチームで協働して行うことでPICSを予防します。
- PICSとは、集中治療後症候群といいICUに入室もしくは退室後に起こる身体障害、認知機能の変化や精神障害です。

A：毎日の覚醒トライアル
B：毎日の呼吸器離脱トライアル
C：A＋Bの毎日の実践、鎮静・鎮痛薬の選択
D：せん妄のモニタリングとマネジメント
E：早期離床
F：家族含めた対応
G：良好な申し送り伝達
H：PICSについての書面での情報提供

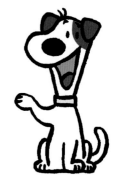

③ せん妄

昨日まで、受け答えもしっかりしていて治療を受けていた患者が、夜になって突然暴れたり、日中に無気力な状態でボーっとしていたりするような状態を「せん妄」と表現します。

せん妄とは？

● 注意、認知、意識の障害を生じ、それは短期間のうちに発生して症状が変動的であり、可逆的であることが特徴的です。

せん妄の症状

● 「意識障害」がせん妄の主な症状です。
● せん妄は急激に発症し可逆的であるということがいえます。

> **注目！**
> せん妄は認知症と混同されることがたまにありますが、「急激に発症」「可逆的である」という点が認知症とは違います。

認知症とせん妄の違い

	認知症	せん妄
基本症状	記憶・認知障害 幻覚	意識障害、注意力障害 幻覚や不穏を伴うことがある
発症様式	ゆっくり 月単位で発症	急速 数時間から数日で発症
症状の持続	永続的	数時間～数日
症状の動揺	少ない	多い 特に夜間に悪化

せん妄をきたす原因

直接因子	● 中枢神経疾患（脳血管障害）、手術侵襲 ● 代謝性疾患、感染症、電解質異常、低酸素血症 ● 貧血、栄養障害、循環不全、呼吸不全 ● 依存性物質からの離脱（アルコールや薬物を急激に中断することなど）
誘発・促進因子	● 突然の環境変化（入院など） ● ICU入室などの感覚遮断、視覚障害、聴覚障害 ● 疼痛、睡眠障害、不安、強度のストレス、脱水 ● 身体拘束などでの可動制限
準備因子	● 高齢、アルツハイマー病、認知症 ● 脳血管障害慢性期、生活習慣病

● 以前は、集中治療室（ICU・CCUなど）に入室することでせん妄になることをICUシンドローム・ICU症候群と呼んでいました。しかし、一般病棟でもせん妄は発症するため、現在はその呼び方は使用されていません。集中治療室への入室は誘発・促進要因の1つにしかすぎません。
● せん妄を発症するには、何らかの原因が存在します。発症原因は大きく分けて3つ（直接因子、誘発・促進因子、準備因子）に分けることができます。

■ せん妄の種類

● せん妄は興奮状態だけのことを示すと考えがちですが、せん妄には3種類のタイプがあります。

タイプ	特　徴
過活動型せん妄	• 意識混濁を認める • 興奮や攻撃的となることが多い • 錯覚・幻覚などを認めることもある • チューブ類やドレーン類を抜こうとしたりすることが見られる
低活動型せん妄	• 意識混濁とともに精神運動の抑制を認める • 傾眠状態や無気力、無表情などの症状がある
混合型せん妄	• 過活動型せん妄と低活動型せん妄を1日のうちに反復して発症する

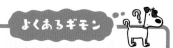

せん妄患者で特に気をつけなければならないことは、何？
　過活動型せん妄は興奮している患者などが相当し、誰でもわかります。しかし、注目しなければならないのは、低活動型せん妄の患者で、傾眠、無気力などが相当し、術後のICUでは褥瘡の発生や6カ月後の死亡率が高い[1]なども報告されています。

🐾 せん妄の治療

1 身体疾患の確認

● 低血糖、低酸素、脳内腫瘍や頭蓋内病変の存在、感染症など、バイタルサインの変動がないかなどに注意を払う必要があります。

2 引き起こしている原因薬物の有無の確認

● せん妄を引き起こしやすい薬剤は多種多様です。抗パーキンソン病薬、向精神薬、睡眠薬、鎮静薬、ステロイド薬、循環器病薬、潰瘍治療薬などがあります。

注意！ 肝・腎機能が悪化している時には、薬物の血中濃度が上昇してしまうため特に注意が必要です。

3 薬物療法

 注目！

身体疾患と原因薬物の2点を確認して対応してもせん妄の症状の改善が見られない時には、薬物療法を実施します。

せん妄の時によく使用する薬剤

薬剤（商品名）	特　徴	注意点
ハロペリドール（セレネース®）	• 抗精神病薬で筋肉注射や静脈注射、持続的な静脈内投与が可能 • 呼吸抑制作用はない • 循環抑制もあまりないので、循環器疾患の患者にも使用可能である	• 錐体外路症状（振戦、寡動、筋強剛などのパーキンソニズム）が出現することがある
リスペリドン（リスパダール®）	• 抗精神病薬で経口投与薬はジュース・汁物に混ぜて投与可能である	• 紅茶やお茶・コーラなどでの混合は含量が低下する可能性がある • α交感神経遮断作用による低血圧を起こすことがある • 遅発性ジスキネジアを認めることがある
クエチアピン（セロクエル®）	• 抗精神病薬で経口投与薬 • 錐体外路症状がリスペリドンよりも出現しない	• 高血糖や低血糖など血糖値の変動を認めることがあるので、糖尿病の患者には禁忌である
オランザピン（ジプレキサ®）	• 抗精神病薬 • 錐体外路症状がリスペリドンよりも出現しない • クエチアピンよりも作用時間は長い	• 高血糖や低血糖など血糖値の変動を認めることがあるので、糖尿病の患者には禁忌である
トラゾドン（デジレル®）	• 抗うつ薬で鎮静作用を有する経口投与薬	• 薬剤の投与量が多すぎると過鎮静になることがある
ミアンセリン（テトラミド®）	• 抗うつ薬であるが、入眠効果が強い • デジレル®より半減期が長い	• 投与量が多すぎると過鎮静となる

 根拠

不眠に対して睡眠薬を投与することがありますが、ベンゾジアゼピン系の睡眠薬・抗不安薬は、一時的に眠ったとしても、その後かえってせん妄を悪化させることがあります。

● せん妄のリスクが高い患者やすでに失見当識などを認める患者には、睡眠薬を使用しないほうがよいでしょう。そのような患者に対しては、上記の薬物の使用と睡眠に関する環境（照明や音、昼夜のリズム付け、夜間の処置やケアの間隔の検討など）を整えることが重要です。

🐾 せん妄のスケール

- せん妄は予防が大切であるため、スケールを用いて客観的に評価を行い早期発見・対応を行います。
- 代表的なスケールには、日本語版CAM-ICU（The Confusion Assessment Method for the Intensive Care Unit）やICDSCなどがあります。

1 日本語版CAM−ICU

- 鎮静スコアのRASSを用いた評価にプラスしてせん妄評価で判断します。
- RASS−4、−5の患者には後でRASSの再評価をします。
- RASS−3〜＋4の患者に対して使用します。

CAM-ICUの使用方法

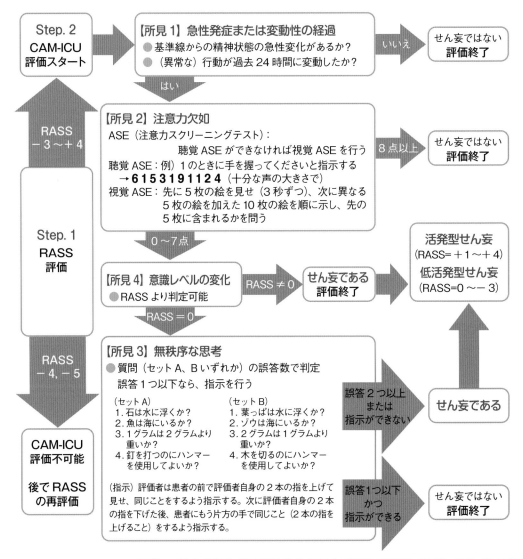

古賀雄二. せん妄の評価1）CAM-ICU を使用したせん妄の評価①. 看護技術. 57（2）, 2011, 35 より転載

2 ICDSC（Intensive Care Delirium Screening Checklist）

● ICUで病態が不安定な状態や気管挿管された患者にも使用できます。

● 合計して4点以上をせん妄ありとします。

ICDSCの使用方法

このスケールはそれぞれ8時間のシフトすべて、あるいは24時間以内の情報に基づき完成される。
明らかな徴候がある＝1ポイント、アセスメント不能、あるいは徴候がない＝0ポイントで評価する。それぞれの項目のスコアを対応する空欄に0または1で入力する。

	点 数
1．意識レベルの変化 （A）反応がないか、（B）何らかの反応を得るために強い刺激を必要とする場合は評価を妨げる重篤な意識障害を示す。もしほとんどの時間（A）昏睡あるいは（B）混迷状態である場合、ダッシュ（―）を入力し、それ以上評価を行わない。 （C）傾眠あるいは反応までに軽度ないし中等度の刺激が必要な場合は意識レベルの変化を示し、1点である。 （D）覚醒、あるいは容易に覚醒する睡眠状態は正常を意味し、0点である。 （E）過覚醒は意識レベルの異常と捉え、1点である。	
2．注意力欠如 会話の理解や指示に従うことが困難。外からの刺激で容易に注意がそらされる。話題を変えることが困難。これらのうちいずれかがあれば1点。	
3．失見当識 時間、場所、人物の明らかな誤認。これらのうちいずれかがあれば1点。	
4．幻覚、妄想、精神異常 臨床症状として、幻覚あるいは幻覚から引き起こされていると思われる行動（たとえば空をつかむような動作）が明らかにある。現実検討能力の総合的な悪化。これらのうちいずれかがあれば1点。	
5．精神運動的な興奮あるいは遅滞 患者自身あるいはスタッフへの危険を予防するために追加の鎮静薬あるいは身体抑制が必要となるような過活動（たとえば、静脈ラインを抜く、スタッフをたたく）。活動の低下、あるいは臨床上明らかな精神運動遅滞（遅くなる）。これらのうちいずれかがあれば1点。	
6．不適切な会話あるいは情緒 不適切な、整理されていない、あるいは一貫性のない会話。出来事や状況にそぐわない感情の表出。これらのうちいずれかがあれば1点。	
7．睡眠／覚醒サイクルの障害 4時間以下の睡眠、あるいは頻回な夜間覚醒（医療スタッフや大きな音で起きた場合の覚醒を含まない）。ほとんど1日中眠っている。これらのうちいずれかがあれば1点。	
8．症状の変動 上記の徴候あるいは症状が24時間の中で変化する（たとえばその勤務帯から別の勤務帯で異なる）場合は1点。	

卯野木健ほか. せん妄の評価3）ICDSC を使用したせん妄の評価. 看護技術. 57（2）, 2011, 46 より転載
（Bergeron, N. et al : Intensive Care Delirium Screening Checklist : evaluation of a new screening tool. Intensive Care Med. 27（5）, 859-864, 2001. より著者の許可を得て逆翻訳法を使用し翻訳）

1 鎮痛・鎮静に関する看護の実際

患者の苦痛や興奮状態に接すると、早くなんとかしたいと思って薬剤投与を選択することが散見されます。しかし、痛みや興奮の原因は何かを確認すると、それに対する対応を行うことで薬剤投与が不要な時もあります。そのため、痛みや興奮の原因を考えひとつずつ対応することが重要になります。

鎮痛に関する看護のポイント

● 痛みは主観的な症状であり、主体は患者であって、痛みが改善したのか変化していないのかを評価するのも患者です。
● スケールなどを用いて痛みを患者が客観的に表現できるようにし、行ったケアや治療が効果的なのか判断することが重要です。
● 共感的態度で接し、痛みが生じている部分をさするなど心のこもったケアが鎮痛薬と同じくらい、もしくはそれ以上の効果を発揮することがあります。

 注目！

「今の時点」の評価だけにとらわれず、経時的に患者を観察して、どんな時に痛みが出現するのか、または改善するのかなどの確認も必要です。

注意！ ◎褥瘡に注意！

● 鎮痛中は、薬の効果で多少は痛みが軽快しています。そのため、圧迫されている痛みなどに患者自身が気付かず、褥瘡の発見が遅れることがあります。
● 静脈内投与の鎮痛薬だけに限らず、硬膜外投与などを使用している時でも注意が必要です。
● 持続鎮痛薬使用中は、患者の訴えがなくても褥瘡好発部位の確認や褥瘡予防を確実に行いましょう。

鎮静に関する看護のポイント

安楽な体位調整

● 鎮静中は、患者が楽に感じる体位に調節をすることが必要です。

 根拠 鎮静薬を使用していると、自ら身体を動かすことが難しいこともあります。

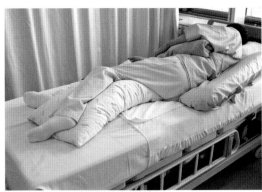

注意！
- 基底面積を広く保つように体位変換枕などで保持します。
- 関節は良肢位を保持するように調整します。
- 褥瘡好発部位は除圧します。

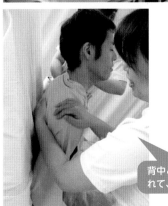

注意！
頭部挙上を行う時には、背抜きを実施し背部とベッドの間に生じたずれを緩和しましょう。

背中とベッドの間に介助者の手を入れて、背部のずれを修正します。

安全な移動

- 鎮静薬を使用している患者は、ベッドから移動する場合などに、転落などに対する危険回避ができません。そのため、介助者は転落などに注意する必要があります。
- ICUでは、多くのラインやドレーンが挿入されており、移動によって抜去が起こらないように注意します。

注意！　◎ベッドサイドを離れる時、目を離す時にはベッド柵を使用！

- 移動時はライン・チューブの長さが十分足りているか確認します。
- チューブ類の担当者を決め、移動時に責任をもって介助します。
- 挿管チューブの予定外抜去は致命的となるため、移動時はチューブの根元を保持して移動します。

看護実践上の工夫

- 痛みは、可能な限り取り除くように対応します。患者から「ちょっと、痛いかな？でも大丈夫」などと言われていても、離床を進めるとさらに痛くなるかもしれないし、「先に予防しておきましょう」と伝えて鎮痛を積極的に活用します。また、声かけなども積極的に行って、不安の緩和に努めます。
- さまざまなスケールは有効ですが、評価者が変わると評価もずれることがあります。看護師は交代勤務のため、前勤務者と「この状況はスケールのいくつに該当するか」などの引き継ぎを確実に行い、評価のずれをなくすように努力しています。ABCDEFGHバンドルのGですね（p.110参照）。

② せん妄に関する看護の実際

せん妄を発症するとICU入室期間や人工呼吸器使用時間が長くなることが知られています。そのため、せん妄を予防することや発症時の安全に対する対応などは特に重要であり、ICU看護として欠かすことができません。

せん妄予防の看護

- 病室にカレンダーや時計を設置
- テレビ・ラジオの使用などで感覚を刺激
- 眼鏡・補聴器を普段使用しているか確認、同じように使用できる環境の整備
- 積極的な話しかけ、コミュニケーションの促進
- タッチングやリラクセーションなどによる不安の緩和
- 普段使い慣れた物の持ち込みの許可（手元に置くことによる安心感）
- 夜中の処置やケアのタイミングの考慮
- 騒音（モニター音や話し声、足音など）への配慮

- せん妄の直接因子や準備因子は変えることは難しいですが、合併症の予防や低酸素の予防は看護でも行うことが可能です。
- せん妄の誘発因子に対しては、看護師が工夫することでせん妄を予防できることもあります。

 注目！

せん妄は発症してからの対応や治療ではなく、予防が大切です。

よくあるギモン

患者さんが落ち着きなさそうにしている……どうすればいい？
　まずは苦痛がないか、楽な姿勢はないか、何か気がかりなことはないかなどを確認しましょう。それに対応しても落ち着かない場合は、せん妄の誘発因子を考えて可能な限り対応します。また、同時にせん妄のスケールを用いて、せん妄なのか客観的に判断します。誘発因子への対応を行っても改善されない時には薬剤を使用します。安易に最初から薬剤を選択することはしないようにしましょう。

せん妄発症時の対応

患者への対応

- 過活動型のせん妄では、興奮などから患者自身や周囲に危害を加える危険がある場合も多く、ICUなどではやむを得ず身体拘束を行うこともあります。

 注意！
◎身体拘束によりさらに患者を興奮させる可能性、倫理的問題なども存在する。
　患者の人権にも配慮しよう。

- 定期的に本当に身体拘束が必要か？ などの確認を実施します。
- 身体拘束を一時的にでも解除できる場合は、解除して見守りなどを行います。

 注目！

せん妄を発症している時でも、患者と目線を合わせ、思いを共感していくことや、医療者は患者にとって味方であることを伝えることで、安心感を与えられるようにケアを行うことが重要です。

看護実践上の工夫

対応例として「天井に虫がたくさんいる」「坊主がこっちを見ている」と患者に幻覚がある場合には「それは怖いですね。変なものが見えると不安ですよね。確認してみましょう」と話しを否定せず混乱し不安であることに共感を示します。また、「邪魔なものが体に貼りついている」「知らないところだ」「警察を呼べ」など興奮してきた時は説得しようとせず、「管があるので気になりますね（さりげなく目につかない工夫をする）」「ここは病院で手術が終わったところですよ」など、怒らないように説明します。それでも、興奮が強い場合には自分自身の安全を確保しつつ複数人で対応するようにしています。

家族への対応のポイント

 注目！

せん妄患者の家族は、突然の患者の変化に戸惑い、この状態は元に戻らないのではないかといった不安を抱えることがあります。そのため、家族に対しても関わりが必要です。

家族の思いに共感する

- 不安な気持ちやつらい気持ちを訴えられるようにし、共感的態度で接します。

せん妄の症状は身体疾患などが原因で生じていることを説明する

- せん妄を発症することは特別なことではなく、術後や治療に伴う身体的苦痛、環境への変化に対する適応などの状況で発症していることを伝えます。

せん妄の症状にはどのようなものがあるか説明する

- 幻覚、幻視、記憶障害や見当識障害が出現することをわかりやすい言葉で伝えます。

症状が一過性であることを説明する

- せん妄は一過性の意識障害であるため、出現している症状は全身状態が落ち着くことで徐々に消失していきます。
- せん妄が治まれば普段の生活に戻ることができることを伝えます。

家族自身がどのように接することがいいのかを伝える

- 対応に戸惑うかもしれないが、家族がそばにいることだけで患者が安心するため、ただそばについていたり、手足をさすったりするだけでも構わないことを伝えます。
- 面会が難しい場合は、家族の写真を持ってきたりするのも効果的であることを伝えます。

家族の苦労をねぎらう

- どうなるのか不安な中で、日常の生活も普段通り行わなければならない家族は、心身ともに疲れています。
- ゆっくり休めるように配慮し、面会に来ていただいているだけで患者の安心につながっていることなどを伝えます。

身体拘束

- 身体拘束は、抑制などともいわれ、何かしらの抑制具を用いて四肢もしくは体幹を拘束し自由を奪うことです。

身体拘束の目的

- 生命に必要なラインやチューブに対する抜去の予防
- ベッド・車椅子からの転落予防
- 転倒予防

注意！
- 肘関節や膝関節などを過伸展させた身体拘束を行ってはいけません。
- 体幹抑制を行う場合は、肩の部分の抑制具がずれて頸部を圧迫してしまうと非常に危険なため、気をつけましょう。

根拠 関節拘縮や過伸展に伴う神経障害などを併発する可能性があります。

根拠 窒息や脳血流低下などから意識障害に陥る可能性もあります。

身体拘束を選択する時の条件

切迫性	患者本人や他者の生命、または身体が危険にさらされる可能性が著しく高い場合
非代償性	身体拘束以外の方法を検討しても、見つからない場合
一時性	身体拘束は、患者の危険性が回避されるか、ほかの方法が見つかるまでの一時的な手段である場合

＊すべての条件を満たすことが必要。

- 近年、医療の現場では身体拘束の条件を満たしていても、患者の人権などの理由から身体拘束は極力行わない方針になっています。しかし、ICUの患者は生命に直接かかわるようなラインやチューブが挿入されていることが多く、そのような状況の中で、患者の安全を守るためには、身体拘束を選択することもあります。

身体拘束に伴うリスク

身体的弊害	関節拘縮、筋力の低下、皮膚の損傷や褥瘡、心肺機能の低下、抵抗力の低下、食欲の低下、転倒・転落、抑制具による窒息
精神的弊害	怒り、不安、屈辱、あきらめ、せん妄、認知障害の発生や進行 家族の精神的な苦痛、医療者に対する不満、医療者自身のケアに対する自信の喪失、職場の士気の低下
社会的弊害	病院に対する不信、身体的弊害を発症した場合に対する経済的影響

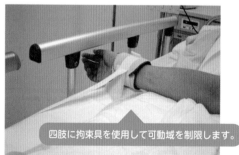

四肢に拘束具を使用して可動域を制限します。

- 身体拘束を行っていても身体がずれて挿管チューブまで手が届き、抜いてしまうということもあります。
- 時間・人が少ない中でもチームワークを発揮して、患者のそばに寄り添い観察できる環境を作れるように、職場全体で目指していきましょう。

身体拘束に伴う観察チェックリスト

☑ 肘・膝関節は過伸展になっていないか
☑ 身体拘束をしている部位のスキントラブルはないか
☑ 体幹抑制を行っている時は、肩の抑制具が頸部を圧迫していないか

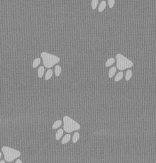

5章

ICUで行われるドレーン管理

ドレナージとは排液のことであり、血液・膿・滲出液・消化液などを患者の体外に排出させるものです。そのために挿入する管をドレーンといいます。ドレーン1本の入れ方、管理の仕方により、患者の命を左右することもあるため、ドレーンの取り扱いは非常に重要です。

① ドレーンの種類と管理の基本

ドレーンは、その目的に応じて①治療的ドレーン、②予防的ドレーン、③情報ドレーンの3つに分類されます。ドレーンの仕組みと患者の病態に合わせた管理が必要です。

🐾 ドレーンの目的による分類

種　類	目　的	主なドレーン
治療的ドレーン	腹腔内、胸腔内、脳室内、その他皮下などの体内や創傷部にたまる滲出液、血液、分泌物の排出を促すために挿入	脳室ドレーン、胸腔ドレーン、心嚢ドレーン PTCD*・ENBD*、イレウス管 腎瘻ドレーン
予防的ドレーン	術後管理として予防的に挿入	縦隔ドレーン、胸腔ドレーン、心嚢ドレーン 横隔膜下・ウインスロー孔・ダグラス窩ドレーン
情報ドレーン	術後出血、縫合不全など創部の状態を早期発見するために挿入	

＊PTCD（percutaneous transhepatic cholangio drainage）：経皮経肝胆道ドレナージ、ENBD（endoscopic nasobiliary drainage）：内視鏡的経鼻胆道ドレナージ

🐾 ドレーンの管理と看護のポイント

1 患者への説明

● ドレーンについての説明が理解できているか確認します。

2 ドレーン固定

● ドレーンは常に高い所から低い所へ流れるような固定を考えます。
● 誤抜去などの事故防止に努めます。

ドレーン固定時のチェックリスト

☑ ドレーン挿入位置より排液バッグは低い位置にあるか
☑ ドレーンの固定がドレナージの妨げになっていないか
☑ ドレーンが身体の下敷きになっていないか
☑ ドレーンにねじれ、屈曲、たるみはないか

テープ固定（Ω固定）

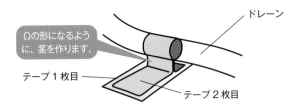

ドレーン

Ωの形になるように、茎を作ります。

テープ1枚目

テープ2枚目

● 挿入部に対して垂直な位置で皮膚に固定します。
● ドレーンの固定は、皮膚に1枚テープを貼り、ドレーンの上からもう1枚のテープを重ねて貼ります。

根拠 茎を作るように高さをつけて固定すると、テープの接着面が多くなりはがれにくくなり、固定する力が増し、ずれにくくなります。また、ドレーンと皮膚が直接接触しにくいため、圧迫による皮膚障害も防ぐことができます。

マーキング
● 患者の身体側とドレーンにマーキングし、マーキングを目印に<u>ドレーンの位置を確認します</u>。

根拠 汗などで固定が緩くなり、体動によりドレーンの位置がずれてしまう可能性があるため、正しい位置に挿入されているか確認する必要があります。

タイガン®使用
● 接続部が外れないように、タイガン®を用いて固定します。

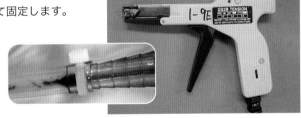

3 排液の観察とドレーン閉塞予防

● 血性の排液が続き、排液量が多い時はバイタルサインの変化を確認します。
● 排液が閉塞しやすい状態（血性・凝血塊・フィブリンなど）の時は、閉鎖防止のために、適切なミルキングを行います。
● 体位変換・移動後には必ず、ドレーンの開存を確認します（三方活栓やクレンメが接続されている場合は、その開放状態も含む）。

注意! ドレナージの種類や病態によっては、ミルキングが禁忌の場合もあります。

４ 感染予防

これも覚えておこう!

感染徴候
● 発赤 ● 腫脹 ● 疼痛 ● 熱感

ドレーン挿入部の感染予防
● 感染徴候を早期に発見します。

逆行性感染の防止
● 排液バッグはドレーン挿入部より高く持ち上げません。
● 移動時や体位変換時に一時的にドレーンを持ち上げる際には、鉗子でクランプしてから行い、移動などの後には再び低い位置に戻し、速やかにクランプを解除します。
● ドレーン操作をした後は、必ず正しくドレナージが再開されたか確認します。
● 排液バッグは床に直接置かず、ベッド柵に吊るすかスタンドを利用します。

根拠 排液が逆流すると感染の原因になるため。

注意! 胸腔ドレーンはむやみにクランプすると病態の悪化を招くおそれがあります。

５ 疼痛の観察と緩和

● 疼痛の部位、程度、持続性の有無を継続的に観察し、疼痛の原因を見極めます。
● 薬剤の使用を早期に試み除痛を図ります。
● 挿入部の位置を考慮し、体位の工夫や枕の使用により、安楽な体位を調整します。
● 疼痛の程度の変化を確認します。
● 疼痛の閾値は個々によって違うため、十分に訴えを聞き、心理的な対応を行います。

６ 日常生活行動への援助

● 可能な範囲でADLを拡大できるように計画的に援助を行います。

根拠 ドレーン挿入による拘束感や、体動制限による無気肺や関節拘縮などの合併症を招くため。

② 胸腔ドレーン

胸腔ドレーンは治療的ドレーンのひとつで、気胸や胸水、開心術後の患者などに挿入されます。目的に応じた胸腔ドレーンの挿入位置や排液システムの吸引方法を正しく理解し、胸腔ドレーンの管理を適切に実施する必要があります。

🐾 胸腔ドレーンの目的

- 気胸に対する胸腔内の脱気
- 胸腔内貯留物（胸水・血液・膿瘍、滲出液など）の排出
- 開胸操作によって虚脱した肺の再膨張を助ける

🐾 胸腔ドレーン先端位置

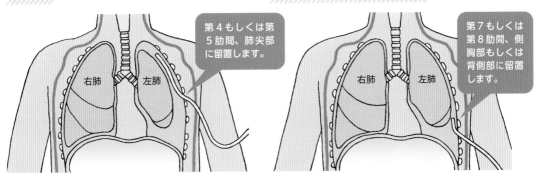

🔲 気胸

第4もしくは第5肋間、肺尖部に留置します。

右肺　左肺

- 陰圧で引くことが目的です（排液はみられなくてもよい）。
- トロッカーカテーテルまたは気胸セットを使用します。

🔲 胸腔内貯留物（胸水）

第7もしくは第8肋間、側胸部もしくは背側部に留置します。

右肺　左肺

- 継続的に胸水を排出する必要がある場合、アスピレーションキットを使用します。

🔲 術後（CABG・肺切除後など）

- 開胸に伴う血液や滲出液のドレナージが目的

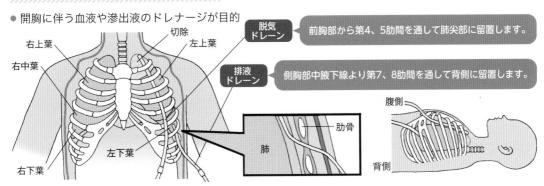

右上葉
右中葉
切除
左上葉
右下葉
左下葉

脱気ドレーン：前胸部から第4、5肋間を通して肺尖部に留置します。

排液ドレーン：側胸部中腋下線より第7、8肋間を通して背側に留置します。

肋骨
肺

腹側
背側

🐾 排液システムの吸引方法

- 吸引方法には、水閉鎖式サイフォン法（ウォーターシール）と低圧持続吸引法があります。

1 水閉鎖式サイフォン法（ウォーターシール）

- サイフォンの原理により排液を促すため、ウォーターシール（水封）により吸気時には管内を水が上昇して外気が胸腔内に侵入するのを防ぎ、呼気時には水圧1〜2cmH$_2$Oを超えた胸腔内の空気が泡として排出されます。
- 一方弁としての機能を持ちます。
- 胸腔内は陰圧なので、外から空気が胸腔内に吸い込まれるのを水で栓をして防止する機構です。

よくあるギモン

ウォーターシールを使用しても大気が胸腔内に逆流することはないの？
ウォーターシールの一方向弁としての役割は変わりません。ただし、ウォーターシール部の高さ（20cm）を超えるほどの強い胸腔内陰圧があれば大気が胸腔内に逆流します。例えば、深呼吸でも吸気時に－30cmH$_2$O（つまり30cmを超える高さ）になるといわれています。このため器械から外す場合には、逆流防止弁（大気逆流を防止する）を装着する必要があります。

2 低圧持続吸引法

- 気胸により肺の膨張が望めない場合や血液などの貯留が認められる場合に、低圧持続吸引法が行われます。

メラサキューム®

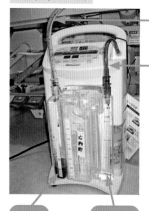

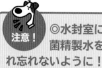
胸腔ドレーンへ

吸引ポンプへ

排液　　水封室

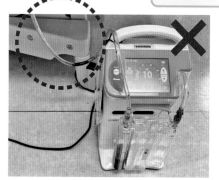
×

よくあるギモン

メラサキューム®の陰圧設定の単位は、cmH$_2$Oではないの？
メラサキューム®の陰圧設定に用いられる単位は、hPa（ヘクトパスカル）です。

これも覚えておこう！

メラサキューム®により胸腔内に伝わる圧力
メラサキューム®設定を－10hPa≒－10cmH$_2$Oとした場合、ウォーターシール部で約2cmH$_2$Oが失われるので、胸腔内に伝わる圧力は－8cmH$_2$Oとなります。

注意！ ◎水封室に滅菌精製水を入れ忘れないように！

根拠 水封室に水がないと、大気が逆流します。

注意！ ◎チューブは長くたるませない！

根拠 ドレーンがたるんだ部分の中の胸水は、その高さ分がウォーターシール同様の効果となるため、胸腔からの排気やメラサキューム®の陰圧を妨げます。見つけたらたるみを直してボトル内に流すのがよいでしょう。

✿ 胸腔ドレーン挿入中の看護のポイント

1 水封室の観察

● 水封室を観察し、水封部の液面の呼吸性変動・気泡の有無を観察します。

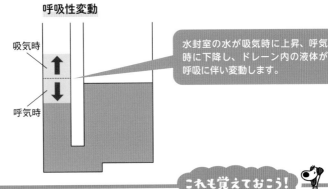

呼吸性変動

吸気時

呼気時

水封室の水が吸気時に上昇、呼気時に下降し、ドレーン内の液体が呼吸に伴い変動します。

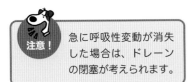

注意！ 急に呼吸性変動が消失した場合は、ドレーンの閉塞が考えられます。

これも覚えておこう！

気胸の場合の水封室の観察ポイント

気胸の場合は、ドレナージによって肺が再拡張され、胸腔内のスペースがなくなったことにより呼吸性変動が消失する場合もあります。
気泡は、肺から漏れた空気（エアリーク）が水封室で確認できます。気胸の場合は、呼気時に間欠的に気泡が出ていることで、ドレーンが胸腔内に留置されている指標となります。気泡が消失した場合は、ドレーンの閉塞かドレナージによる気胸の改善が考えられるため、ドレーンと全身状態を観察し、医師に報告しましょう。

2 ドレーンの固定

● ドレーンと体幹にマーキングを行い、チューブの位置のずれを定期的に確認します。
● ドレーンの挿入部が患者の体動や体位変換などで引っ張られないように固定します。
● ドレーン内に排液が停滞・逆流しないように誘導し、自然落下の生じる方向でテープ固定をします。
● ドレーンと排液バッグまでの連結管は、たるんで排液がたまらないように誘導し、ガーゼと鉗子でベッドに沿わせて固定しましょう。
● ドレーンと連結管は、タイガン®を用いて外れないように固定します。

看護実践上の工夫

皮膚に発赤が生じやすい患者は、皮膚保護材を貼ってから固定するとよいでしょう。

3 排液の観察

● 性状の変化を観察し、血性が持続するようであれば医師に伝えます。
● 1日の排液量をボトルにマーキングし、前日との差を観察します。

4 凝血塊によるドレーン閉塞予防

● 排液の粘性が高い場合には、ドレーンの詰まりを防止するために、ミルキングを適切に行います。

5 排液バッグ交換時・患者移動時のドレーンクランプ

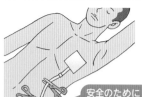

- 排液バッグ交換時は、清潔操作で交換します。
- 排液バッグ交換時や患者移動時は、**外気の吸引と排液の逆流を防ぐため**、ドレーンをドレーン鉗子で2カ所クランプします。

安全のために2本のドレーン鉗子で向きを変えて、クランプします。

注意！ ◎患者移動時に、リークが出現している場合は、緊張性気胸を引き起こす可能性があるため、クランプは禁忌！

看護実践上の工夫

ドレーンの接続が万が一外れた時の対処のため、ベッドサイドにドレーン鉗子を準備しておきましょう。

6 ドレーン挿入部の観察

ドレーン挿入部観察チェックリスト

☑ 発赤・腫脹・膿貯留などの感染徴候はあるか
☑ ドレーン挿入部周囲に皮下気腫の出現はあるか
☑ 皮下気腫が出現 → 医師に報告、大きさをマーキングし、拡大しないか観察

よくあるギモン

どうして皮下気腫が出現するの？
肺胞やドレーン挿入部から皮下に空気が漏れ、貯留することで生じます。

どうやって皮下気腫を確認するの？
指先で圧すと泡をつぶすような、ぶつぶつとした触覚、あるいは毛髪をねじるような手触り（握雪感）があった場合、皮下気腫と思われます。その部位のマーキングを行い、拡大の有無を観察します。拡大していくと、頸部循環障害や胸郭の拡張障害を起こすことがあるので注意しましょう！

7 ドレーン挿入中の痛みの緩和

- ドレーン挿入部が圧迫されるような体位は避け、柔らかい枕などにより安楽な体位を確保します。
- 患者が痛みを訴えた場合には、どこがどのように痛いのか、痛みの程度を確認します。
- 薬剤による除痛を図ります。

8 ドレーン挿入中のADL

- 可能な範囲でADLを拡大できるような援助をします。

9 合併症の観察

- ドレーンによる吻合部の機械的損傷に伴う気胸・血胸の併発
- ドレーン閉塞による肺の膨張不全、無気肺
- エアリークによるドレナージ不足に起因する皮下気腫
- 感染による膿胸・胸膜炎の併発

🐾 胸腔ドレーン挿入中の観察チェックリスト

- ☑ **ドレーンの位置**
- ☑ **呼吸状態**：呼吸音、呼吸困難の有無と程度、咳嗽の有無
- ☑ **呼吸性移動（フルクテーション）の有無と大きさ**
  - 呼吸による胸腔内圧の変動が水封室の水の上下移動によって観察されます（吸気時に水位が上昇し、呼気時に水位が下降します）。
  - 肺が膨張するにつれ、液面の移動は少なくなります。
- ☑ **吸引圧状況**：指示の吸引圧の保持、低圧持続吸引器の作動状況
- ☑ **凝血塊によるドレーン閉塞の有無**
- ☑ **皮下気腫の有無**：空気が皮下に漏れた状態（触診にて「プツプツ」とした握雪感）。
- ☑ **排液の性状・量の確認**：血性・漿液性・膿性

> 注意！ ◎2 ～ 3時間血性の排液の持続・200mL/h以上の出血は開胸手術が適応！

- ☑ **排気状況・リークの有無**：呼気時に胸腔内の空気が泡として排出された状態
  - 肺が膨張すれば、肺胸膜が胸腔に付き、肺からのリークがなくなります。
- ☑ **呼吸・循環動態**
- ☑ **挿入部痛・胸痛の有無**
- ☑ **胸部X線写真**：ドレーンの位置、肺の膨張状態、胸腔内液貯留の程度
- ☑ **挿入部の皮膚の状態**：発赤・腫脹など感染徴候の有無

🐾 胸腔ドレーン抜去時の看護

■ 胸腔ドレーン抜去の条件

- 排液が1日200mL以下で漿液性である
- 胸部X線写真で、肺の膨張が確認できる
- エアリークを認めない

- エアリークテスト:患者に息を大きく吸わせ呼気時に咳をさせながらエアリークの有無を確認します。

■ 胸腔ドレーン抜去の際のポイント

- ドレーン抜去のタイミングは、少し吸気を促し、呼吸を一時停止してもらいます。
- 抜去の際には疼痛を伴うので、患者に声をかけタイミングをはかり、疼痛が最小限になるようにかかわります。
- ドレーン抜去時、ただちに挿入部の創を閉鎖します。ドレーン挿入時に縫合糸があらかじめかけられているため、素早く結紮できるように介助します。

■ 胸腔ドレーン抜去後の観察ポイント

- 創部の状態
- 呼吸音や呼吸困難感の有無
- 感染徴候の有無（体温上昇、脈拍増加、血液検査でWBC上昇・CRP上昇）

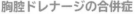

これも覚えておこう！

胸腔ドレナージの合併症
数日間肺が虚脱していた症例において、急激に肺を膨らませると虚脱していた肺胞が急激に開くことにより、肺血流の再灌流および血管透過性が亢進して再膨張性肺水腫が出現することがあります。

③ 心嚢ドレーン

心嚢ドレーンは治療的ドレーンのひとつで、緊急時の心タンポナーデの治療や予防的・情報ドレーンとして、術後の出血を早期に発見するなど、開心術後の管理を目的として挿入されます。

🐾 心嚢ドレーンの目的

- 急性心タンポナーデの治療（緊急）
- 心外膜疾患診断のための検体採取
- 術後出血による心タンポナーデの予防と監視
- 体腔内に貯留する血液や滲出液を排出させ、適正な体腔内圧を保つ
- 出血・滲出液のモニタリング

🐾 心嚢ドレーンの挿入部位

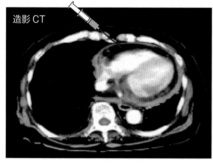

造影CT

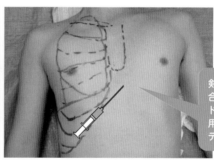

剣状突起と左肋骨弓の接合部から、心エコーガイド下にセルジンガー法を用いてピッグテールカテーテルを挿入します。

これも覚えておこう！

心タンポナーデ

- 心膜腔液が何らかの理由により増加し、心房、心室双方が圧迫され、心拍出量が減少した状態を示します。
- 心拍出量の減少を代償するため、心拍数・呼吸数が増加し、血圧が低下し、心原性ショックとなります。

【徴候】
- 頻呼吸 ● 頻脈 ● 低血圧 ● 呼吸困難感
- 頸動脈圧上昇 ● 奇脈 ● 心音の減弱
- 打診時の前胸部濁音 ● 意識レベルの変容
- 不整脈 ● 尿量低下 ● 四肢冷感・湿潤
- 右心房・肺動脈拡張期圧・肺動脈楔入圧の平衡化
- $2.5L/分/m^2$以下の心係数

🐾 開心術時の心嚢ドレーンの留置部位

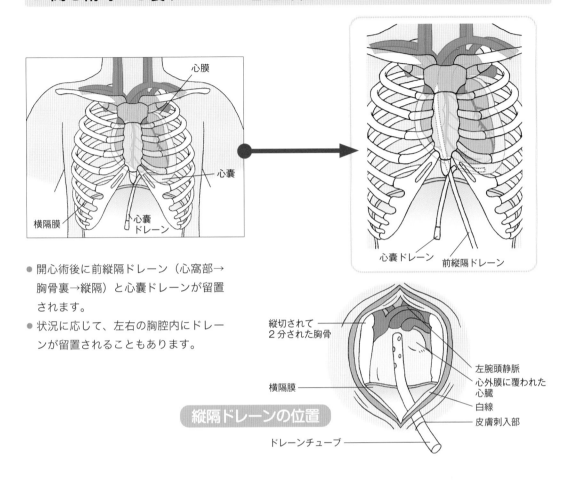

縦隔ドレーンの位置

- 開心術後に前縦隔ドレーン（心窩部→胸骨裏→縦隔）と心嚢ドレーンが留置されます。
- 状況に応じて、左右の胸腔内にドレーンが留置されることもあります。

🐾 心嚢ドレーン挿入中の看護のポイント

1 バイタルサイン

- 患者の状況に応じて、定期的な循環動態のアセスメントを行います。

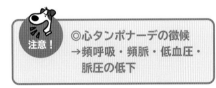

注意！
◎心タンポナーデの徴候
→頻呼吸・頻脈・低血圧・脈圧の低下

2 ドレーンの固定

- 胸腔ドレーンの挿入中の看護のポイント（p.127）参照。

3 ドレーンからの排液の量と性状の観察

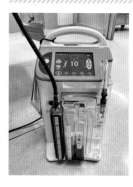

● ドレーンからの排液の量を観察します。
● 術後は、必ずしも血性とは限りませんが、性状を観察します。
● 徐々に血性が薄くなり、排液量も減少するのが正常ですが、術直後は排出量が少ない場合、排出物（凝血塊かフィブリン）による閉塞が考えられます。
● 術後数時間のドレーンの排液が血性で200mL/h以上、ドレーン内に凝血塊を認める際には出血している可能性があるので、医師に報告します。

> **注意！**
> ◎排液が鮮紅色の時は動脈性出血
> ◎手術直後に200mL/h以上の出血を認める時は、緊急開胸手術の適応

4 血液・凝血塊によるドレーン閉塞予防

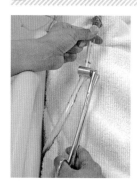

● 心臓の手術後など、血液・凝血塊によるドレーン閉塞リスクが高い場合には、ドレーンの詰まりを防止するために、ミルキングを適宜行います。
● 手でチューブをしごいても無効な場合には、ミルキングローラーを用いてミルキングを行います。

ミルキングの手順

❶片手でドレーン挿入部に近いほうを持ちます。
❷ミルキングによる力で、ドレーン挿入部に力が加わらないように、ドレーンを持ちます。
❸もう一方の手でミルキングローラーを持ち、ドレーンを挟み込んで手前に引いた後、ドレーンを持っていた手を離します。

> **注意！**
> ミルキングの陰圧でドレーン先端の臓器を傷つけたり、一時的な圧の変動をきたしたりする可能性があるため、ミルキングをするかどうかは医師と相談したほうがよい場合もあります。

> **注目！**
> 排液量が急に減少、もしくは呼吸変動や心拍動の伝達が消失した時は、ドレーンの閉塞を疑い、医師に報告します。

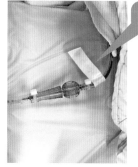

> ドレーン挿入部位を記載します。

> **看護実践上の工夫**
> 排液バッグだけでなく、手術後タイムアウト時にドレーンにも挿入部位を記載したテープで印をつけると、より確実な間違え防止になります。

> **注意！**
> 排液量が少なくなるとドレーンは抜去されます。その際に、誤ったドレーンを抜くことで、排液できずに心タンポナーデになる可能性があります。

5 ショック状態・緊急時の早期対応準備

- 術後に多量の出血が起きた場合、心タンポナーデをきたしショック状態に陥る場合があります。
- 救急カートを近くに置いて、徴候を見逃さないように観察を行います。

これも覚えておこう！

ショック徴候
蒼白、冷汗、脈拍触知不可、呼吸不全、虚脱

ショックの臨床所見
- 血圧低下
- 脈圧の減少
- 心拍数の増加（HR100回/min以上）
- 毛細血管再充満時間（CRT）遅延（2秒以上）
- 意識レベル低下（JCS2桁以上、GCS10点以下）
- 呼吸促迫、浅く速い呼吸（下顎呼吸、無呼吸）
- 皮膚は蒼白で冷汗、チアノーゼ、末梢四肢冷感（ただし、感染性ショックは皮膚が紅潮し、温かく乾燥している）
- 尿量低下

看護実践上の工夫

心嚢・縦隔ドレーンを早期にSBバック（バルーン式低圧持続吸引システム）に変更すると、ADL拡大のためリハビリテーションがスムーズに行えます。

6 ドレーン挿入中の痛みの緩和

- 患者が痛みを訴えた場合には、どこがどのように痛いのか、痛みの程度を確認します。
- ドレーン挿入部とテープによる皮膚固定部の間にテンションがかからないように固定します。
- 薬剤による除痛を図ります。

7 感染予防

- ドレーン挿入部の感染徴候を確認します。
- ドレーン挿入部の消毒は、無菌操作で行います。
- 排液バッグの交換は適宜行います（手順はp.128参照）。
- ドレーン抜去後は、挿入部を縫合またはイソジンゲルにて密閉し、ガーゼ保護します。

🐾 心嚢ドレーン挿入時の観察チェックリスト

☑ **バイタルサイン**：血圧、脈拍、体温、呼吸、意識状態、SpO₂、CVP、尿量など

☑ **不整脈の有無**
- ドレーンが直接心臓に当たると不整脈を生じるため、心電図モニターのチェックを行います。

☑ **ドレーン内の排液の呼吸に伴う可動性・心拍動と同調した動きの有無**
- 心嚢・縦隔ドレーンは、胸腔内と違うため大きなフルクテーションは起きません。

☑ **排液の性状・量の確認**：血性・漿液性

☑ **凝血塊によるドレーン閉塞の有無**

☑ **挿入部の出血・ガーゼ汚染の有無**
- 挿入部が出血してくるようであれば、ドレーンの閉塞が疑われます。

☑ **ドレーンの固定**：
- 接続部にゆるみはないか
- テープがはがれていないか
- 体動、体位変換などで引っ張られないか
- 停滞、逆流しないように自然落差の生じる方向に固定されているか

☑ **ドレーンの位置の確認**：X線写真にて先端の位置を確認

☑ **空気の漏れの確認**
- 縦隔胸膜が開窓し、胸腔内の空気が流入している可能性があります。
- 気胸となり胸腔ドレーンが必要になることがあります。

☑ **吸引圧状況**：指示の吸引圧の保持、低圧持続吸引器の作動状況

☑ **挿入部痛・胸痛の有無**

☑ **挿入部の皮膚の状態**：発赤・腫脹など感染徴候の有無

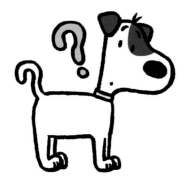

④ 脳室ドレーン

脳室ドレーンは治療的ドレーンのひとつで、脳内出血など頭蓋内占拠性病変による脳脊髄液の通過障害または呼吸障害によって生じた急性水頭症、脳卒中や重症頭部外傷などの術後で、頭蓋内圧の上昇が予想される状態の時に挿入され、適切な管理が必要です。

🐾 脳室ドレーンの目的

- 脳室内髄液や血腫の排泄による、頭蓋内圧亢進症状の防止
- くも膜下出血や水頭症、髄膜炎の治療
- 脳圧のコントロール

根拠

頭蓋内に過量の脳脊髄液が貯留した状態を放置しておくと、脳ヘルニアなどの不可逆的な症状を引き起こす可能性があり、これを防ぐために、脳室ドレナージが行われます。

🐾 脳室ドレーン挿入中の看護のポイント

1️⃣ 指示された設定圧の保持

- 外耳孔（基準点、ゼロ点）から最高点までの高さで、ドレーンの圧（mmH₂O）を設定します。

2️⃣ 髄液の観察

- 髄液の性状を観察します。

 注目！

正常な髄液は無色透明です。

これも覚えておこう！

髄液の産生量は約20mL/h
通常目安として10mL/h程度のチャンバー内の滴下や拍動があれば、異常なしと考えてOK。

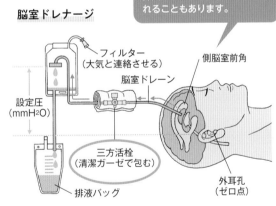

脳室ドレナージ

脳室のなかでも側脳室の前角に挿入します。第三脳室に留置されることもあります。

フィルター
（大気と連絡させる）

側脳室前角

脳室ドレーン

設定圧
（mmH₂O）

三方活栓
（清潔ガーゼで包む）

外耳孔
（ゼロ点）

排液バッグ

3️⃣ 体位

- 頭部を20〜30度挙上し、頭部の固定が十分できるようにポジショニングを行います。

根拠

頭部の位置が固定されていないと設定圧が変化し、適切なドレナージができず、神経学的な不可逆的な症状を引き起こす可能性が生じます。

4 無菌操作

● 絶対的な無菌操作を保持します。

 根拠 脳室ドレーンは直接脳内と交通しているため、感染を起こすと髄膜炎を引き起こし重篤化するリスクが高くなります。

無菌操作上のポイント

- ドレーン挿入は手術室で行われる。
- 感染予防のためすべて閉鎖式ドレーンを用いる。
- ガーゼ保護されている挿入部や接続部は、清潔野とみなし不必要に触らない。
- ガーゼ保護されているドレナージ回路の三方活栓の接続部は、落下してドレーンにテンションがかからないように固定する。
- チューブの接続がどこかで外れた場合は、ただちに脳室に近い部分のチューブをプラスチックドレーン鉗子またはペアンでクランプし、医師に報告する。
- 創部や接続部のガーゼ汚染があった場合は、医師に報告する。
  ＊消毒は医師が行う。
- セットを不用意に高く持ち上げ逆流させない。

三方活栓接続部の固定

保護ガーゼは落下しないように固定します。

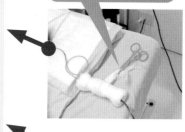

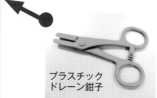

プラスチック
ドレーン鉗子

 看護実践上の工夫

プラスチックドレーン鉗子でベッドサイドに固定することで、環境整備がきれいにでき、誤抜去予防にもつながります。また、接続のどこかで万が一外れた場合は、プラスチックドレーン鉗子でクランプすることで、ドレーンの破損予防にもなります。

5 ドレーン回路の閉鎖がないことを常に確認

- チューブ内のフルクテーション・交通性を確認します。
- 各勤務帯の始業時・終業時には、0点、設定圧、フィルターの汚染の有無、4カ所のクランプの開放を確認します。
- ドレーン回路内に閉塞の原因（浮遊物や血塊）がある場合は、ミルキング（指でしごく、もむ）を行います。

 注意！ ◎ドレーンチューブが細い脳室ドレナージでは、チューブの破損・破断の原因になるため原則ミルキングは行わない！

6 移動時や一時中断時の管理

移動時の手順

① **A**患者側チューブのロールクレンメをクランプ→**B**排液バッグ側チューブのロールクレンメをクランプ→**C**排液バッグのフィルター下部分を付属のクランプ用クリップでクランプ→**D**チャンバー上部のフィルター下部分を付属のクレンメでクランプし、閉鎖します。

② ロールクレンメ2カ所、エアフィルター2カ所の計4カ所クランプを確認し、ビニール袋に接続部のガーゼの俵ごと入れ、落下しないように患者の胸元にテープで固定します。

③ 帰室時は患者の体位を整え、ドレナージ回路をドレナージ板にセットし、4カ所のクランプを開放します。開放時は、閉鎖時と逆で**D→C→B→A**の順で開放します。

注意！
- クランプ時：患者側よりクランプします。
- クランプ開放時：排液バッグ側より開放します。

移動時の4カ所のクランプと固定

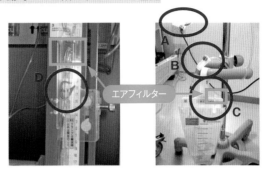

エアフィルター

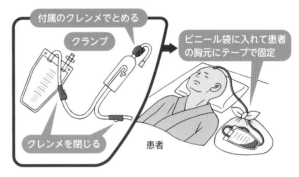

付属のクレンメでとめる

クランプ

ビニール袋に入れて患者の胸元にテープで固定

クレンメを閉じる　患者

根拠
フィルター下部分のクレンメが閉鎖した状態でロールクレンメを開放すると、サイフォン現象でオーバードレナージになります。

一時中断時の手順

- 吸引や体位変換の前に、患者側・排液バッグ側の順でロールクレンメのクランプをします。

根拠
クランプしないまま、吸引や体位変換を行うと、努責をかけることで脳圧の変化が生じ、髄液の排出に影響するため、必ずクランプします。

これも覚えておこう！

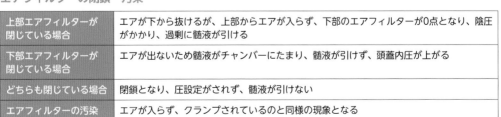

エアフィルターの閉鎖・汚染	
上部エアフィルターが閉じている場合	エアが下から抜けるが、上部からエアが入らず、下部のエアフィルターが0点となり、陰圧がかかり、過剰に髄液が引ける
下部エアフィルターが閉じている場合	エアが出ないため髄液がチャンバーにたまり、髄液が引けず、頭蓋内圧が上がる
どちらも閉じている場合	閉鎖となり、圧設定がされず、髄液が引けない
エアフィルターの汚染	エアが入らず、クランプされているのと同様の現象となる

🐾 脳室（脳槽・腰椎）ドレナージ観察チェックポイント

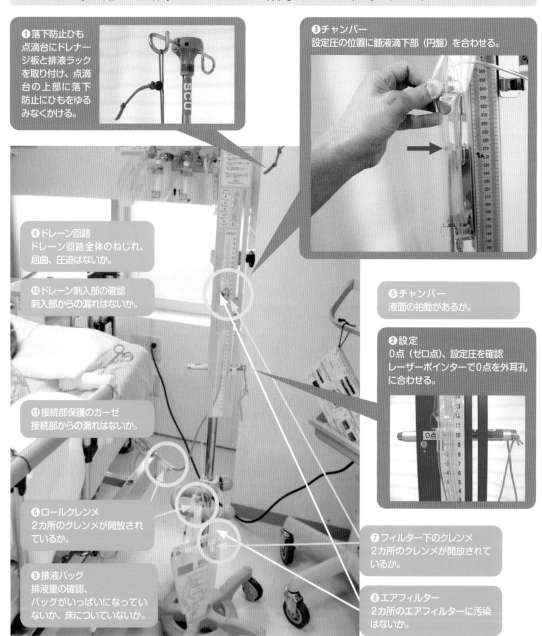

❶落下防止ひも
点滴台にドレナージ板と排液ラックを取り付け、点滴台の上部に落下防止にひもをゆるみなくかける。

❸チャンバー
設定圧の位置に髄液滴下部（円盤）を合わせる。

❹ドレーン回路
ドレーン回路全体のねじれ、屈曲、圧迫はないか。

❿ドレーン刺入部の確認
刺入部からの漏れはないか。

⓫接続部保護のガーゼ
接続部からの漏れはないか。

❻ロールクレンメ
2カ所のクレンメが開放されているか。

❾排液バッグ
排液量の確認、バッグがいっぱいになっていないか、床についていないか。

❺チャンバー
液面の拍動があるか。

❷設定
0点（ゼロ点）、設定圧を確認
レーザーポインターで0点を外耳孔に合わせる。

❼フィルター下のクレンメ
2カ所のクレンメが開放されているか。

❽エアフィルター
2カ所のエアフィルターに汚染はないか。

138

6章

ICUで行われる血液浄化法

血液浄化法とは、体液の是正、病因物質の除去を目的とする治療法で、血液透析をはじめ、血漿交換（PE）、吸着療法（PI）などがあります。集中治療では、循環動態が不安定な場合が多く、急激な循環の変化を最小限にするために、持続的に少量ずつ補液を投与し、同時に水分を除去する持続的血液濾過透析（CHDF）が行われます。また、腎機能の補助だけでなく、炎症性サイトカインの除去に関与する可能性も報告されています。

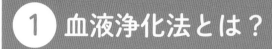

1 血液浄化法とは？

血液浄化法とは、血液の質的・量的異常を透析・吸着・濾過などの原理を用い正常化することにより、治療効果の向上を図る方法です。

急性期の血液浄化法

血液透析（hemodialysis：HD）
持続的血液濾過透析（continuous hemodiafiltration：CHDF） 持続的血液濾過（continuous hemofiltration：CHF） 持続的血液透析（continuous hemodialysis：CHD）
血漿交換（plasma exchange：PE）
血液吸着（hemo-adsorption：HA）

- 集中治療における血液浄化法では、持続的血液濾過透析（CHDF）や、血漿交換（PE）などが行われています。

CHDFとは？

CHDFの適応

- 急性腎不全
- 急性肝不全
- 急性膵炎
- 急性呼吸窮迫症候群
- 敗血症
- 多臓器不全
- 水分電解質異常
- 急性薬物中毒

- CHDFとは、持続的血液濾過に透析を加えて物質除去効率を向上させようとする血液浄化法です。
- CHDFでは、循環動態に与える影響を最小限にするために、連続的かつ緩徐に除水、電解質などの補正を行います。

PEとは？

PEの適応

- 肝不全
- 急性膵炎
- 血栓性血小板減少性紫斑病
- 血性尿毒症
- 膠原病急性増悪
- 薬物中毒

- PEとは、膜型血漿分離器により分離した血漿を廃棄して、同量の新鮮凍結血漿か5％アルブミンと置換する血液浄化法です。
- 種々の病因物質・代謝産物の除去を行います。
- 血漿交換では血漿がすべて除去されるため、ビリルビンやアルブミンと結合している大分子量のものから、小・中分子に至る幅広い病因物質を除去します。新鮮凍結血漿を補うことで凝固因子などが補充されます。

バスキュラーアクセスというカテーテルを内頸静脈や大腿静脈に留置し、血液を体外へ導きダイアライザーにより溶質と水の除去、浄化を行います。

■ ダイアライザー

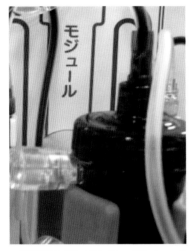

● 半透膜の細いストロー状になっているダイアライザーの管の内側を血液が通り、外側に還流された透析液が通ります。

■ 透析の原理

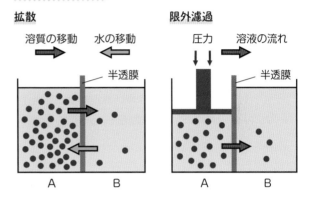

拡散　　　　　　　　　　　　限外濾過

溶質の移動　水の移動　　　圧力　溶液の流れ

半透膜　　　　　　　　　　　　半透膜

A　　B　　　　　　　　　A　　B

● 透析では、拡散と限外濾過の現象を利用して老廃物や水分の除去を行い必要な物質を補います。
● **拡散**：濃度の濃い物質が薄い方へ移動し濃度が均一になろうとする現象。
● **限外濾過**：透析膜の片側の溶液に圧力が加わると溶液が反対側に押し出される現象。

注目！

除去したい溶質の濃度は低く、血液に補充したい溶質の濃度は高くして、濃度の勾配により透析を行います。

■ 透析回路

CHDF

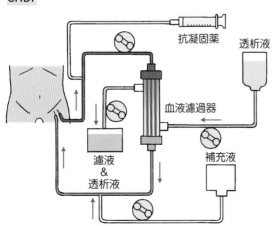

抗凝固薬　透析液

血液濾過器

濾液
&
透析液　　補充液

PE

血液ポンプ　　　　置換液
FFP

脱血側

血漿分離器

返血側　　　破棄

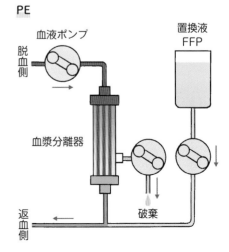

1 CHDFの看護

CHDFは、緊急を要する症状に対して行われることが多く、患者、家族の不安が予測されます。またライントラブルや感染、出血などを起こす可能性があります。

🐾 CHDF開始時の手順

1 患者説明

● 家族（患者）に状態・透析の必要性・方法の説明を医師により行います。

注意！ 患者は重篤な場合が多いので、家族の反応、言動に注意しましょう。

2 バスキュラーアクセスカテーテルの固定

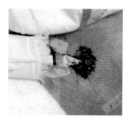

● 内頸静脈か大腿静脈にバスキュラーアクセスカテーテルを挿入後、フィルム材を貼ります。
● ラインの刺入部の状態が確認できるように透明のものを選択します。

3 回路内透析液充填後、体外循環開始

● モニター監視を行います。

注意！ 開始時は、脱血、除水で循環血液量が減少し血圧低下を生じることがあるので注意しましょう。

4 設定確認後、血液浄化開始

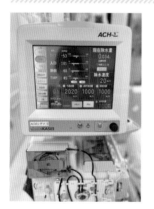

● 血液ポンプ、補液ポンプ、濾液ポンプ、透析液ポンプ、シリンジポンプの設定を確認します。

注目！
OUTが濾液ポンプ、INが（補液ポンプ＋透析液ポンプ）となるため、設定を間違えないようにダブルチェックしましょう。

これも覚えておこう！
濾液量－（補液量＋透析液量）が除水量となります。

5 ラインの固定

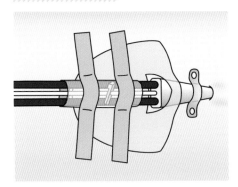

- 体位変換時にラインが抜けないように長さを考慮します。
- **接続部分の凹凸で皮膚障害を起こさないように**ガーゼで保護します。

 根拠

6 監視スタート

- 「圧力、積算表示」画面にし、監視をONにします。

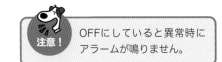
注意！ OFFにしていると異常時にアラームが鳴りません。

7 水分出納のチェック（ 1 〜 8 時間ごと）

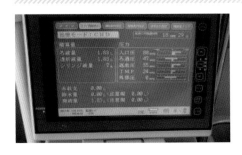

❶監視をOFFにします。
❷積算値クリア画面にして、水収支量を確認、積算クリアにします。
❸「圧力、積算表示」画面にして各種開始、監視をONにします。

🐾 CHDF施行時の看護のポイント

1 ライン管理を行う

- カテーテルが挿入されている部分を曲げないように説明します。
- 刺入部の発赤・腫脹・熱感・滲出液・血液汚染を確認します。
- 汚染時は包交します。感染徴候、出血時には医師へ報告します。

注意！ 体位変換時に接続部の外れや屈曲・閉塞しないよう必ずラインの固定状況、位置、長さを確認しましょう。

2 抗凝固を行う

- 透析中はフサン®かヘパリンを使用します。
- 活性化凝固時間（activated coagulation time：ACT）を150〜250秒程度に調整し、回路内の凝固を予防します。

注意！ ◎回路内の凝血とライン刺入部などの出血に注意！ 2〜8時間ごとにACTを測定しましょう。

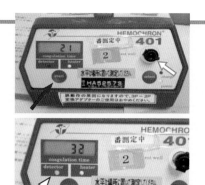

ACT測定方法（HEMOCHRON® 401）

①採血したら、スタートボタン（➡）を押します。"ピー"
と鳴って、カウントが始まります。

②専用スピッツに血液を２mL入れます。

Point! ２mL以下だと正確な値となりません。

③スピッツを振って血液と活性化剤を攪拌します。

④スピッツを回転させながら測定器に挿入します（⇨）。

Point! スピッツが回転していることを確認します。

⑤detectorの緑のランプ（⇨）がつくのを確認します。

Point! ランプがつかないと測定できません。

③ 循環管理を行う（第２章を参照）

- 設定変更や薬剤の調整をする必要がある場合には、医師に報告します。
- モニター監視、尿流出量など水分出納、電解質を確認します。

注意！ 除水量が多いと血圧低下、頻脈、不整脈を引き起こす可能性があるためバイタルサインなどモニター、水分出納に注意しましょう。

④ 気泡の混入を予防する

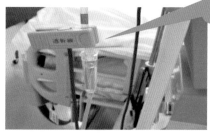

気泡センサー：透析液と濾液、返血回路出口

- 透析液は、なくなる前に交換します。
- 気泡センサーを滴下筒より上に装着することで、気泡の混入を予防します。

⑤ 薬液の管理を行う

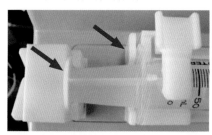

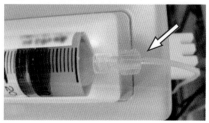

- 残量のアラームが鳴ったらすぐに交換します。

根拠 特にフサン®を使用している場合は、回路内がすぐ凝固して閉塞します。

注意！ シリンジ交換時は、ボーラス注入とならないように押し子の部分（➡）をきちんと装着しましょう。シリンジ交換時は矢印（⇨）の部分を鉗子でクランプします。

注意！ ◎接続が外れないように確実に接続！

✎ アラーム対応

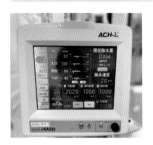

注意! 透析中は圧力画面で管理し異常値に気をつけます。

看護実践上の工夫

よく鳴るアラームは「脱血不良」「圧上昇」「透析液・補充液切れ」「シリンジ残量」の4つです。「脱血不良」「圧上昇」「気泡検知」のアラームが鳴っている時には血液ポンプが停止し血液凝固しやすくなります。緊急度が高いアラームを認識し即時に対応するようにしています。

アラーム内容		原　因	対　応
入口圧↑	返血圧↑	• 回路の屈曲、返血チャンバーの閉塞 • 返血チャンバー〜患者側の問題 ←この部分に何らかの圧力がかかっている	• 回路、ライン刺入部の屈曲の有無を確認する • ラインの屈曲を直す • 体位を変える • 体動、咳の場合は安静にする • 解決しなければ、返血チャンバー閉塞の可能性が高く、臨床工学技士を呼ぶ
入口圧↑	返血圧→	• 入口チャンバー〜フィルターの問題 • フィルター閉塞、入口チェンバーの閉塞	• フィルター交換が必要 • 医師、臨床工学技士を呼ぶ
濾過圧↓		• フィルターの目詰まり（除水量が一定の場合） **注意!** ◎凝血塊、液面に注意! **根拠** • 液面が低すぎると、エアが回路および体内に入る可能性があります。 • 液面が高すぎると、回路内圧が上昇、回路が外れる可能性があります。	• フィルター交換が必要 • 医師、臨床工学技士を呼ぶ
ブラッドアクセス異常		• 回路の屈曲、血管へ先端が当たっている	• 回路や足、首の屈曲の有無を確認 • 体位や足（または首）の位置を変える • ピローの膨らみ状況を確認する
脱血不良		• 循環血液量不足 • ピローの外れ • カテーテルの先端が血管壁に当たっている	• バイタルサイン、ライン刺入部、ピローを確認する • 医師を呼ぶ

② PEの看護

PEでは、体内より取り出した血液を、血液分離器により赤血球、白血球、血小板などのような血球と血漿に分離し、分離された病因物質を含む血漿をすべて破棄することにより、病態が改善します。失った血漿を血液製剤などで等量置換する治療法です。新鮮凍結血漿（FFP）を補充液とすることで、凝固因子などを補充することもできます。　　　　　　　　　　　　　　　　（P.142〜144参照）

🐾 PE開始時の手順

1 治療開始前の説明

● 家族（患者）に患者状態・透析の必要性・方法について、医師より説明を行います。

2 バスキュラーアクセスカテーテルの固定

● カテーテルが抜けないようにフィルム材で固定します。
● 刺入部の観察ができる透明のフィルム材を選択します。

3 新鮮凍結血漿の準備

● 血漿交換開始30〜1時間前から新鮮凍結血漿を溶解してアリメバッグ®に準備します。

 注目！
臨床工学技士と時間調整をしておきます。

 注意！
体温を下げないように血漿は体温程度に調整します。

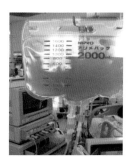

4 設定の確認後、PE開始

● 血液ポンプ、濾液ポンプ、補液ポンプ、シリンジポンプの設定を確認します。

5 ラインの固定

● 体位変換時バスキュラーアクセスカテーテルが抜けないように、透析ラインに余裕を持たせて固定します。
● 接続部の凹凸で皮膚障害を起こさないようにガーゼで保護します。

6 監視スタート

●「圧力、積算表示」画面にして、監視をONにします。

7 水分出納のチェック（PE終了時）

● 水収支量を確認します。

🐾 PEの副作用

- 代謝性アルカローシス
- 高ナトリウム血症
- 低カルシウム血症
- 肺水腫、脳浮腫
- 出血
- アレルギー反応

 注意！
◎経皮的動脈血酸素飽和度（SpO₂）など呼吸状態、意識レベル、尿量、テタニー症状、出血、輸血の副作用による発疹などに注意！
テタニーとは血液中のカルシウム濃度が低下することで、筋肉の異常な収縮による硬直・痺れ・知覚障害などを生じる状態です。

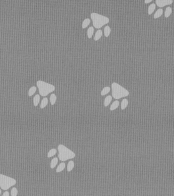

7章

ICUで使用される代表的な薬剤

- 薬剤情報は、2022年7月現在のものです。
- 本書の記載内容には正確を期するように努めておりますが、薬剤情報は変更されることがありますので、薬剤の使用時には最新の添付文書などをご参照ください。また、従来の治療や薬剤の使用による不測の事故に対し、著者および当社は責任を負いかねます。
- 鎮痛・鎮静・中枢神経作用薬は第4章参照。

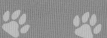

● ICUでの薬剤投与

ICUでは、重症になればなるほど何種類もの薬剤が投与されます。生命維持に直結する薬剤が多いのも特徴です。薬剤が何を目的に投与されているのか、注意点を含めて把握しておくことが大切です。

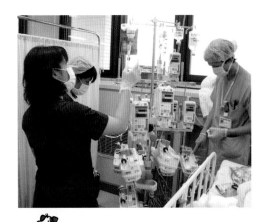

注意！ ◎配合変化について気をつけよう！

- 酸性製剤（pH3以下）とアルカリ性製剤（pH7以上）を混ぜると混濁や沈殿→別ルートで投与します。
- 生理食塩水で溶解すると凝析→5％ブドウ糖液で溶解します。
- 糖電解質輸液とアミノ酸輸液の混合液が褐色に変色→使用直前に混合します。
- 点滴ラインへの薬剤の吸着→ポリ塩化ビニル（PVC）フリー製品を使用します。
- ビタミン剤は光で分解が促進→遮光します。

根拠 注射薬を混注することで薬剤の変質が生じることがあります。薬剤が変質してしまうと薬の効果が低下してしまい、適切な治療効果が得られません。

注目！ 薬剤の濃度や投与速度によって変質の程度が違うので、薬剤師に確認しましょう。

🐾 心血管作動薬・強心薬

● 血管収縮作用や心筋に作用し収縮力を強くし血圧を上げ、心拍数を増やしたりします。

一般名（商品名）	外観	効果・適応	注意点
アドレナリン（アドレナリン注 0.1％シリンジ、ボスミン®）		・心停止時に1mgを3〜5分間隔で投与する ・気管内投与可能 ・昇圧、徐脈治療には1mgを希釈して用いる ・喘息治療にも用いる	・血圧上昇と心拍数増加により、心筋酸素需要を増加させるため、心筋障害を起こすことがある ・血管外漏出で組織壊死を起こすことがある
ドパミン塩酸塩（イノバン®、カコージン®）		・用量依存性に心拍出量と血圧を上昇させる ・2μg/kg/分以下で利尿効果 ・2〜10μg/kg/分で血圧、心拍出量、心拍数増加	・10〜20μg/kg/分以上では、末梢血管収縮の結果、臓器還流に悪影響を与えることがある ・期外収縮を増加させることがある
ドブタミン塩酸塩（ドブトレックス®）		・心収縮力増加と血管拡張作用がある ・心不全、心不全による肺うっ血に対して2〜20μg/kg/分で投与する	・高用量で使用すると心拍数を増加させ、心筋虚血を悪化させることがある ・血管拡張作用により、血圧が低下する

一般名（商品名）	外　観	効果・適応	注　意　点
ノルアドレナリン （ノルアドリナリン®）		• 強力な血管収縮作用により血圧を上昇させる • 心原性、敗血症性ショックなどで他の昇圧薬が無効な時に0.5μg/kg/分から有効量まで増量する	• 循環血液量減少の病態では相対的禁忌である • 心筋酸素消費量の増加や臓器障害の悪化を起こすことがある • 血管外漏出で組織壊死を起こすことがある
バソプレシン （ピトレシン®）		• 平滑筋を刺激し、末梢血管を収縮させ昇圧させる • 敗血症性ショック時に0.03u/分の持続投与 • 心肺停止時に40単位を静注することもある	• 通常は下垂体性尿崩症の治療薬なので、保険適用外である • アドレナリンの代用として試用すべき利点はない

🐾 不整脈治療薬

● 心臓に作用し、異常な興奮を抑えて心拍リズムを整える作用があります。

一般名（商品名）	外　観	効果・適応	注　意　点
アミオダロン塩酸塩 （アンカロン®）		• 心室細動、難治性心室性不整脈に使用する ① 初期急速投与：125mgを5％ブドウ糖液100mLに加え600mL/時で10分間投与 ② 負荷投与：750mgを5％ブドウ糖液500mLに加え、33mL/時で6時間投与 ③ 維持投与：17mL/時で合計42時間投与	• 血圧低下と徐脈、torsades de pointesに注意する • 間質性肺炎、肺線維症、甲状腺機能障害などの重篤な副作用もある
リドカイン塩酸塩 （キシロカイン®、リドカイン点滴静注液）		• 心室性不整脈へ1〜1.5mg/kgを5〜10分間隔で最大3mg/kgまで投与可能	• 局所麻酔用の製剤を静脈内に投与しないように注意する • 心肺蘇生ガイドライン2015ではアミオダロン投与が不可能な場合に考慮
ベラパミル塩酸塩 （ワソラン®）		• 発作性上室性頻拍の停止、心房細動・心房粗動の心拍数のコントロールに使用 • 2.5〜5mgを2分かけて静脈内投与する	• WPW症候群には禁忌 • β遮断薬と併用する時には、心機能悪化に注意する
アデノシン三リン酸二ナトリウム水和物 （アデホス-L、ATP注）		• 発作性上室性頻拍の停止や安定したQRS幅の単形性頻脈の診断や治療に投与される • 初回10mg、反応がなければ1〜2分以内に20mg	• 喘息患者への投与は禁忌 • 半減期が10秒程度と短いので急速静注後の生食フラッシュが必要
プロカインアミド塩酸塩 （アミサリン®）		• 心房・心室の刺激伝導速度を低下させ、心筋の興奮性を抑制する • 上室性・心室性不整脈の両方に有効	• 左室機能を低下させ、心不全を増悪させるおそれがある • 心室性不整脈を誘発する危険がある

一般名（商品名）	外　観	効果・適応	注　意　点
ジゴキシン （ジゴシン®）		• 心収縮力を増強させる作用があり、心機能低下例や心不全に合併した心房細動・心房粗動の心拍数のコントロール	• 効果発現に時間がかかる • 継続投与時は、ジギタリス中毒症状に注意し血中濃度測定が必要
ランジオロール塩酸塩 （オノアクト®）		• アドレナリン、ノルアドレナリンによる心拍数増加に拮抗する • 心房細動、心房粗動、洞性頻脈が適応となる	• 血圧低下、徐脈、PQ延長に注意する
アトロピン硫酸塩 （アトロピン硫酸塩）		• 副交感神経を遮断し、迷走神経を阻害する • 徐脈、結節レベルでの房室ブロックに0.5 ～ 1.0mgを静脈内投与する	• 緑内障の悪化 • 前立腺肥大による排尿障害 • 麻痺性イレウス

🐾 血管拡張薬

● 血管平滑筋に作用し血管を拡張させ、冠動脈を広げて血流をよくし、血圧を下げて心臓の負担を軽くする作用があります。

一般名（商品名）	外　観	効果・適応	注　意　点
ニカルジピン塩酸塩 （ペルジピン®）		• 血管平滑筋へのカルシウムの取り込みを抑制し、血管拡張による降圧作用を有す • 高血圧性緊急時に1 ～ 2mgを用いる	• 脳出血急性期では、出血を促進させる可能性がある
ニトログリセリン （ニトログリセリン、ミリスロール®）		• 胸痛、不快感がある虚血性心疾患 • うっ血性心不全で静脈拡張作用により、心臓への還流血液量を減少させる	• 塩化ビニル製の輸液セットに吸着する • バイアグラ®（シルデナフィルクエン酸塩）服用後48時間は使用を控える
ニトロプルシドナトリウム （ニトプロ®）		• 直接血管平滑筋を弛緩させ、血管内皮の有無に依存せず、動脈と静脈の両方に作用し降圧する	• 降圧作用が強く、投与にはシリンジポンプを使用する
硝酸イソソルビド （ニトロール®）		• 末梢の容量血管＊を拡張して前負荷を減少させる • 冠動脈の拡張作用と攣縮解除作用がある	• 塩化ビニル製の輸液セットに吸着する • バイアグラ® 併用禁忌

＊静脈は血液を貯留しやすいので、容量血管と呼ばれています。

🐾 強心血管拡張薬

● 急性心不全治療に用います。心筋収縮力増強作用と体血管・肺血管の拡張作用により、前・後負荷を軽減させ、心拍出量を増加させ肺うっ血と末梢循環を改善します。

一般名（商品名）	外 観	効果・適応	注 意 点
ミルリノン （ミルリノン注 22.5g バッグ）		● 血管拡張作用と強心作用を併せ持ち心不全に効果 ● β受容体を介さずに作用するのでカテコラミンと併用できる	● 頻脈、不整脈、血圧低下に注意が必要

🐾 抗凝固薬・DIC治療薬

● ICUでは、すべての生体侵襲がDICを引き起こす可能性があります。DICは、基礎疾患によって凝固系が活性化され全身の微小血管内に血栓が多発する症候群で、凝固の亢進が基本病態であるDICの治療においては抗凝固療法が基本となります。

一般名（商品名）	外 観	効果・適応	注 意 点
ヘパリンナトリウム （ヘパリンナトリウム）		● 血栓塞栓急性期における治療・予防 ● 血管カテーテルや血液体外循環時の血液凝固防止 ● DICの治療	● 半減期は60分 ● APTT（活性化部分トロンボプラスチン時間）を1.5 ～ 2.5倍、ACT（活性化凝固時間）は150 ～ 250秒程度でコントロールする ● ヘパリン起因性血小板減少症（HIT）を起こすことがある
ガベキサートメシル酸塩 （エフオーワイ®）		● DICに対し、トロンビンおよび第X因子を阻害するとともに、血小板凝集の抑制作用も有す ● 急性膵炎、慢性再発性膵炎の急性増悪	● 注射部位および刺入した血管に沿って静脈炎や硬結、潰瘍を起こすことがある ● 他の注射薬との混合で混濁などの配合変化 ● アミノ酸輸液との混合で分解
ナファモスタットメシル酸塩 （フサン®）		● 血液体外循環時の灌流血液の凝固阻止 ● DICの治療 ● 急性膵炎、慢性膵炎の急性増悪	● 生理食塩液では、白濁あるいは結晶が析出するので、5％ブドウ糖液か、注射用水で溶解する
トロンボモデュリンアルファ （遺伝子組換え） （リコモジュリン®）		● DICの治療 ● トロンビンの生成を抑制し、血液凝固系の活性化を阻害する	● 溶解後速やかに投与する ● 30分以上かけて点滴静注

🐾 利尿薬

● 体内の余分な水分を減らし、尿量を増やします。心不全の治療に用いられ肺うっ血を改善するのに有効です。

一般名（商品名）	外 観	効果・適応	注 意 点
フロセミド （ラシックス®）		● 腎・尿細管全域におけるNa⁺、Cl⁻の再吸収抑制による利尿作用 ● 利尿効果は数分後から約3時間持続する ● 浮腫や体液貯留時の利尿 ● 降圧作用は徐々に出現	● 電解質異常、脱水に注意する ● アミノ配糖体系抗菌薬との併用で第8脳神経障害を増強させる ● 多くの注射薬と配合変化を起こす
カルペリチド（hANP） （ハンプ®）		● Na利尿、血管拡張作用により前負荷、後負荷を軽減させる ● うっ血性心不全に効果 ● 交感神経系の抑制作用を有し頻脈になりにくい	● 生理食塩液で溶解すると沈殿物が生じる ● 投与開始初期に血圧低下をきたすことがある

🐾 呼吸器用薬

● 急性呼吸促迫症候群（acute respiratory distress syndrome：ARDS）およびその軽症型である急性肺損傷（acute lung injury：ALI）などの急性肺障害の改善に用いられます。

一般名（商品名）	外 観	効果・適応	注 意 点
シベレスタットナトリウム水和物 （エラスポール®）		● 肺血管内皮細胞や肺胞上皮細胞を障害し、肺血管透過性を亢進させ、急性肺障害を誘発させる原因となる好中球エラスターゼを阻害し、急性肺障害を改善する	● カルシウム含有輸液との混合で沈殿することがある ● アミノ酸輸液との混合で分解する ● 発症後72時間以内の開始が望ましい

🐾 血漿分画製剤

● 血液から作られる「血液製剤」の一つです。アルブミン製剤、グロブリン製剤、凝固因子製剤などがあります。基本的に他の薬で代替できない場合に使用されます。

一般名（商品名）	外 観	効果・適応	注 意 点
人血清アルブミン製剤 （アルブミナー®5％静注、献血アルブミン"化血研"®）		● 5％製剤は、出血性ショックや重症熱傷などの循環血漿量減少時に使用される ● 20％、25％製剤は、低アルブミン時に浮腫や腹水などの組織内の体液を血管内へ移動させる	● 25％製剤50mLでは約250mLの循環血漿量に相当する ● 膠質浸透圧が上昇し投与量以上に循環血液量が増加して心不全、肺水腫、胸腹水などの合併症を誘発することがあるので注意

一般名（商品名）	外　観	効果・適応	注　意　点
静注用免疫グロブリン製剤 （献血ヴェノグロブリン®IH5% 静注）		● ヒトの間に広くまん延している 各種細菌、細菌毒素、ウイルス に対する一定量の免疫抗体が濃 縮されている ● 重症感染症に抗菌薬と併用され る	● ショックなどの副作用は初日の 投与開始1時間以内、また投与 速度を上げた際に起こる可能性 がある

🐾 アシドーシス治療薬

● 肺や腎臓の機能異常やインスリンの不足による高血糖などでは、アシドーシスといって血液を酸性にしよ
うとする病態が引き起こされます。重炭酸イオンを補充することで、代謝性アシドーシスや糖尿病による
ケトアシドーシスなどの改善が期待できます。

一般名（商品名）	外　観	効果・適応	注　意　点
炭酸水素ナトリウム （メイロン®）		● 代謝性アシドーシスに不足塩基 分として静注、体液のpHを是正 させる ● 薬物中毒の際の排泄促進	● アルカリ性剤なので、他の注射 薬と混合すると配合変化を起こ しやすい ● 血管外へ漏れると、組織の炎症・ 壊死を起こす

🐾 副腎皮質ホルモン製剤（ステロイドホルモン）

● 体の中の炎症を抑えたり、体の免疫力を抑制したりする作用があります。多くの疾患の治療に使われてい
ますが、副作用も多いため、注意が必要な薬です。

	一般名（商品名）	外　観	効果・適応	注　意　点
短時間型	ヒドロコルチゾンコハク酸エステルナトリウム （ソル・コーテフ®）		● ショック（アナフィ ラキシー、敗血症な ど）における血管内 ボリュームの復元や 臓器不全の改善 ● 気管支喘息や喉頭浮 腫時に狭窄改善や気 道炎症抑制効果 ● 急性呼吸促迫症候群 （ARDS）に抗炎症作 用や肺線維化抑制作 用効果	● 易感染性、耐糖能異 常、消化管潰瘍、血 栓症などの副作用が ある ● ステロイドの力価、 半減期、副作用から 投与方法や期間が決 定される ● 生命予後改善効果が 明らかとはなってい ない場合もある
中時間型	メチルプレドニゾロンコハク酸エステルナトリウム （ソル・メドロール®）			
	プレドニゾロンコハク酸エステルナトリウム （水溶性プレドニン®）			
長時間型	デキサメタゾンリン酸エステルナトリウム （デカドロン®、デキサート®）			
	ベタメタゾンリン酸エステルナトリウム （リンデロン®）			

🐾 1章 ----------

1）日本版敗血症診療ガイドライン2020特別委員会編．日本版敗血症診療ガイドライン2020．日本集中治療医学会雑誌．28（Suppl），2021，s24．

🐾 2章 ----------

Ⅱ 循環管理に必要なME機器の理解と看護のポイント

❺ フロートラックセンサー

1）瀬尾勝弘．動脈圧波形心拍出量モニタリング：1．フロートラックとSVV．麻酔．58（7），2009，838-9．
2）清野雄介．連続的動脈圧心拍出量測定システムフロートラックセンサーの有用性：もうスワン・ガンツはいらない？．ハートナーシング．20（3），2007，81-5．
3）福田功．フロートラックシステムの有用性の検討．日本臨床麻酔学会誌．31（1），2011，81-90．
4）メリットメディカル・ジャパン株式会社．血圧モニタリング・キット添付文書

🐾 3章 ----------

Ⅰ 呼吸管理に必要な基礎知識

1）坂井建雄ほか編．カラー図解 人体の正常構造と機能【全10巻縮刷版】．改訂第4版．東京，日本医事新報社，2021．
2）清村紀子ほか編．機能障害からみた からだのメカニズム．東京，医学書院，2014．

Ⅱ 呼吸管理に必要なME機器の理解と看護のポイント

❶ 酸素療法

1）日本呼吸ケア・リハビリテーション学会 酸素療法マニュアル作成委員会／日本呼吸器学会 肺生理専門委員会編．酸素療法マニュアル．東京，メディカルレビュー社，2017．
2）道又元裕編．新 人工呼吸ケアのすべてがわかる本．東京，照林社，2014．

❷ 気管挿管・抜管

1）American Heart Association．AHA心肺蘇生と救急心血管治療のためのガイドライン2010．東京，株式会社シナジー，2012．
2）American Association of Critical-Care Nurses編著．卯野木健監訳．"気管挿管（実施），（介助）"，"抜管・抜去（介助）"．AACNクリティカルケア看護マニュアル．原著第5版．東京，エルゼビア・ジャパン，2007，4-23，34-7．
3）伊藤有美．"気管挿管の方法と介助"．人工呼吸管理実践ガイド．道又元裕ほか編．東京，照林社，2009，98-104．
4）讃井將満．"侵襲的気道確保の方法と管理"．前掲書3），176-81．
5）三上剛人．気管挿管の実際．エマージェンシー・ケア．20（1），2007，24-9．
6）芝田里花．気管挿管の準備と介助のポイント．前掲書5），30-5．
7）倉橋順子，近藤葉子．"気管挿管"．はじめての手術看護．大阪，メディカ出版，2009，23．
8）塚原大輔．抜管時の準備と介助．重症集中ケア．10（1），2011，52-5．

❸ 気管チューブ管理・カフ圧測定

1）露木菜緒．"気管チューブのカフ圧管理，人工気道のチューブ固定"．Q&Aでかんたん理解！ 人工呼吸ケア．道又元裕編．エキスパートナース増刊．2010，26-51．
2）佐藤明子．"気管チューブ固定の方法"．人工呼吸管理実践ガイド．道又元裕ほか編．東京，照林社，2009，186-90．
3）江崎留奈．"カフ管理の実際"．前掲書2），196-201．
4）道又元裕．"カフ管理"．動画でわかる人工呼吸器の管理とケア．道又元裕ほか編．東京，中山書店，2008，89-90．
5）American Association of Critical-Care Nurse 編著．卯野木健監訳．"気管挿管チューブのカフケア"．AACNクリティカルケア看護マニュアル．原著第5版．東京，エルゼビア・ジャパン，2007，56-63．

❹ 人工呼吸器

1）Williams, R. et al. Relationship between the humidity and temperature of inspired gas and the function of the airway mucosa. Crit Care Med. 24, 1996, 1920-9.
2）中田諭．"人工呼吸器の構造"．動画でわかる人工呼吸器の管理とケア．道又元裕ほか編．東京，中山書店，2008，12-7．
3）廣瀬稔．"人工呼吸器の基本構造と保守管理"．人工呼吸療法．改訂第3版．沼田克雄監修．Clinical Engineering別冊．2001，60-4．
4）中田諭．"加温・加湿は，人工鼻か加温加湿器＋ホースヒーターで行う"．根拠でわかる人工呼吸ケア ベスト・プラクティス．道又元裕編．東京，照林社，2008，60．
5）石井宣大．加温加湿．重症集中ケア．10（2），2011，7-14．
6）AARC Clinical Practice Guideline. Humidification during Mechanical Ventilation. Respir Care. 37（8），1992，887-90.
7）磨田裕．"加温加湿"．新版 図説ICU─呼吸管理編．沼田克雄ほか編．東京，真興交易医書出版部，1996，311．
8）住田智亮ほか．非侵襲的陽圧換気（NPPV）．呼吸器ケア．9（4），2011，37-43．
9）竹田晋浩．どんな患者にどの機種を使うのか．呼吸器ケア．4（11），2006，66-72．
10）濱本実也．"NPPV，NPPVの適応と効果，NPPV合併症管理"．人工呼吸管理実践ガイド．道又元裕ほか編．東京，照林社，2009，149-53，263-6．
11）野口裕幸．NPPV用人工呼吸器についての必須知識．呼吸器ケア．5（12），2007，65．
12）小原史子．NPPVの基礎知識．重症集中ケア，10（2），2011，52-61．

⑤ 換気モード

1) 中田諭. "各種換気モードとトリガーの解説". 動画でわかる人工呼吸器の管理とケア. 道又元裕ほか編. 東京, 中山書店, 2008, 55-8.
2) 竹内宏恵ほか. 気管挿管による人工呼吸. 呼吸器ケア. 9(4), 2011, 32-5.
3) 石井宣大. "人工呼吸ケアの基本と機器の機能". 人工呼吸ケア「なぜ・何」大百科. 道又元裕編著. 東京, 照林社, 2005, 408-21.

⑥ よくあるアラームと対応

1) 鳥羽好和. "アラームの種類と対応". 人工呼吸管理実践ガイド. 道又元裕ほか編. 東京, 照林社, 2009, 132-7.
2) 野本宏美. アラーム設定. 重症集中ケア. 10(1), 2011, 89-95.
3) 藤田一美. 呼吸器のアラームが鳴っている！その原因と対処法. 呼吸器ケア. 4(4), 2006, 89-95.
4) 濱本実也. NPPV使用の実際. 重症集中ケア. 10(2), 2011, 66.

⑦ 手動換気（バッグバルブマスク・ジャクソンリース）

1) 大山太ほか. 用手人工換気：BVMとジャクソンリースの使い方. 看護技術. 51(9), 2005, 1-5.
2) 久保寿子ほか. バッグバルブマスクとジャクソンリース回路. 看護技術. 51(1), 2005, 6-8.

⑧ パルスオキシメータ

1) 米倉修司. "パルスオキシメータって何？" 人工呼吸ケア「なぜ・何」大百科. 道又元裕編著. 東京, 照林社, 2005, 434.
2) 小谷透. 人工呼吸管理中の日々のアセスメント. 重症集中ケア. 10(1), 2011, 40-5.

⑨ カプノメータ

1) 辻展行. 呼気炭酸ガス(CO_2)モニター. 呼吸器ケア. 6(5), 2008, 56-60.

⑩ 動脈血液ガス分析

1) 道又元裕監修. 臨床判断を鍛える アセスメント力がつく検査値の読み方. 東京, ナツメ社, 2019.

⑪ 気管吸引

1) 日本呼吸療法医学会 気管吸引ガイドライン改訂ワーキンググループ. 気管吸引ガイドライン2013（成人で人工気道を有する患者のための）. 人工呼吸. 30, 2013, 75-91.

⑫ 気管挿管患者の口腔ケア

1) 日本クリティカルケア看護学会 口腔ケア委員会. 気管挿管患者の口腔ケア実践ガイド. 2021. https://www.jaccn.jp/guide/pdf/OralCareGuide_202102.pdf（2022/4/27閲覧）

⑬ 栄養管理

1) 日本救急医学会監修. "侵襲と生体反応". 標準救急医学. 東京, 医学書院, 1994, 16-25.

🐾 **4章** --

1) Robinson, TN. et al. Motor subtypes of postoperative delirium in older adults. Arch Surg. 146(3), 2011, 295-300.
2) 飯島哲也. 痛みのメカニズム. 重症集中ケア. 9(4), 2010, 4-9.
3) 妙中信之. 鎮痛薬・鎮静薬の正しい知識と投与法. 重症集中ケア. 7(6), 2009, 12-7.
4) 古賀雄二. せん妄の評価1)CAM-ICUを使用したせん妄の評価①. 看護技術. 57(2), 2011, 34-9.
5) 卯野木健ほか. せん妄の評価3)ICDSCを使用したせん妄の評価. 前掲書4), 45-9.
6) 日本集中治療医学会. PICS集中治療後症候群. https://www.jsicm.org/provider/pics.html（2022/4/28閲覧）
7) 日本集中治療医学会J-PADガイドライン作成委員会. 日本版・集中治療室における成人重症患者に対する痛み・不穏・せん妄管理のための臨床ガイドライン. 日本集中治療医学会誌. 21(5), 2014, 539-79.
8) 石井はるみ. せん妄を見逃さない観察・アセスメントと実践的ケア. 重症集中ケア. 7(6), 2009, 27-36.
9) 岩田充永. 高齢者のせん妄の背後にある急性疾患に気をつけよう. エキスパートナース. 27(9), 2011, 30-3.
10) 佐藤友子. 身体抑制の目的とリスクの理解. 重症集中ケア. 7(6), 2009, 8-11.

🐾 **5章** --

1) 佐藤憲明編. ドレナージ管理&ケアガイド. 東京, 中山書店, 2008.
2) 医療情報科学研究所編. 病気が見えるvol.7 脳・神経. 第1版. 東京, メディックメディア, 2011.
3) 関洲二. 術後患者の管理. 東京, 金原出版, 2000.
4) 日野原重明編. フィジカルアセスメント：ナースに必要な診断の知識と技術. 東京, 医学書院, 2006.

🐾 **6章** --

1) 一般社団法人日本アフェレシス学会編. 新刊アフェレシスマニュアル. 改訂第3版. 東京, 秀潤社, 315-7.
2) 池松裕子ほか編. ポケット版 クリティカルケアマニュアル. 東京, 照林社, 2000, 210-5.
3) 中敏夫. まずは確認 血液浄化法って何？間欠的血液浄化法と持続的血液浄化法. エマージェンシー・ケア. 20(9), 2007, 18-22.
4) 塚本功. 血液浄化装置. ハートナーシング. 23(6), 2010, 51-60.
5) AKI（急性腎障害）診療ガイドライン作成委員会. AKI（急性腎障害）診療イドライン2016. 東京, 東京医学社, 2016.

🐾 **7章** --

1) 高久史麿監修. 治療薬ハンドブック2022：薬剤選択と処方のポイント. 東京, じほう, 2022.
2) 島田和幸ほか編. 今日の治療薬2022：解説と便覧. 東京, 南江堂, 2022.
※ 各薬剤の添付文書参照

索　引

ま

や

ら

振り返りテストダウンロード方法

本書の資料は、WEBページからダウンロードすることができます。以下の手順でアクセスしてください。

■メディカID（旧メディカパスポート）未登録の場合
メディカ出版コンテンツサービスサイト「ログイン」ページにアクセスし、「初めての方」から会員登録（無料）を行った後、下記の手順にお進みください。

https://database.medica.co.jp/login/

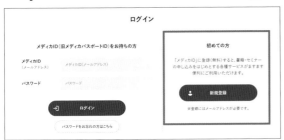

■メディカID（旧メディカパスポート）ご登録済の場合
①メディカ出版コンテンツサービスサイト「マイページ」にアクセスし、メディカIDでログイン後、下記のロック解除キーを入力し「送信」ボタンを押してください。

https://database.medica.co.jp/mypage/

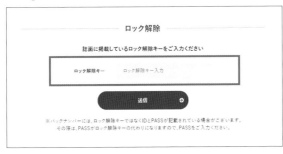

②送信すると、「ロックが解除されました」と表示が出ます。「ファイル」ボタンを押して、一覧表示へ移動してください。

③ダウンロードしたい資料のサムネイルを押すと「ダウンロード」ボタンが表示され、資料のダウンロードが可能になります。

ロック解除キー　30ICU2170230

＊WEBページのロック解除キーは本書発行日（最新のもの）より3年間有効です。有効期間終了後、本サービスは読者に通知なく休止もしくは終了する場合があります。

＊メディカID・パスワードの、第三者への譲渡、売買、承継、貸与、開示、漏洩にはご注意ください。

＊ロック解除キーの第三者への再配布、商用利用はできません。データは研修ツール（講義資料・配布資料など）としてご利用いただけます。

＊図書館での貸し出しの場合、閲覧に要するメディカID登録は、利用者個人が行ってください（貸し出し者による取得・配布は不可）。

＊雑誌や書籍、その他の媒体および学術論文に転載をご希望の場合は、当社まで別途お問い合わせください。

＊ダウンロードした資料をもとに作成・アレンジされた個々の制作物の正確性・内容につきましては、当社は一切責任を負いません。

※本書は、単行本『はじめての ICU 看護』（2012 年刊行）を大幅に加筆・修正したものです。

NEW はじめての ICU看護－"なぜ"からわかる、ずっと使える！

2022年10月5日発行　第1版第1刷

編　著　石井 はるみ

発行者　長谷川 翔

発行所　株式会社メディカ出版
　　　　〒532-8588
　　　　大阪市淀川区宮原3－4－30
　　　　ニッセイ新大阪ビル16F
　　　　https://www.medica.co.jp/

編集担当　鈴木陽子

編集協力　加藤明子

装　　幀　クニメディア株式会社

組　　版　イボルブデザインワーク

本文イラスト　K's Design ／渡邊真介／オカダナオコ
　　　　　　　／八代映子

印刷・製本　株式会社シナノ パブリッシング プレス

ISBN978-4-8404-7897-7　　　　　　　　　　　　　　　Printed and bound in Japan

当社出版物に関する各種お問い合わせ先（受付時間：平日9：00～17：00）
●編集内容については、編集局 06-6398-5048
●ご注文・不良品（乱丁・落丁）については、お客様センター 0120-276-115